AF569642

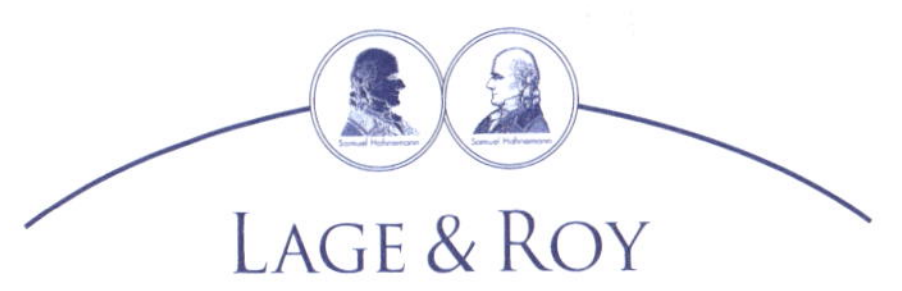
LAGE & ROY

Ravi Roy
Carola Lage-Roy

Homöopathischer Ratgeber

Die klassischen Kinderkrankheiten

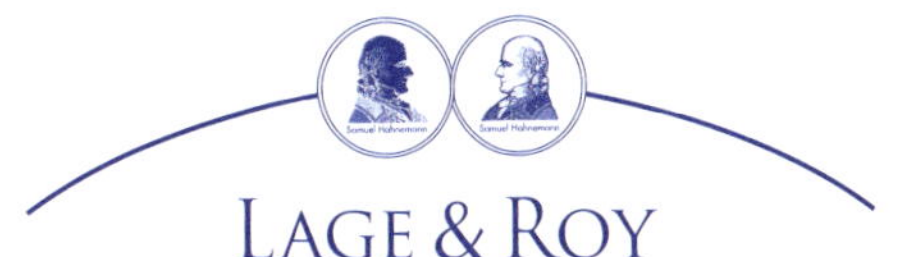

LAGE & ROY

Homöopathischer Ratgeber 10

Die klassischen Kinderkrankheiten

Burgstraße 8 · 82418 Riegsee-Hagen
Tel. 08841/4455 · Fax 08841/4298
www.lage-roy.de

1. Auflage 1999
9. überarbeitete Auflage 2021

Druck: Druckerei Steinmeier, 86738 Deiningen

ISBN: 978-3-929108-23-1

Inhaltsverzeichnis

Editorial

Mythen und Unwissenheit aus längst vergangenen Zeiten prägen noch immer unser emotionales und intellektuelles Verständnis über Kinderkrankheiten. Sehr weit zurück liegen die Ursprünge unserer tiefverwurzelten Ängste. Es gab immer wieder Epochen, die durch Hungersnöte, Kriege und Notzeiten gekennzeichnet waren. Viele Seelen fühlten sich diesen harten Prüfungen nicht mehr gewachsen und starben an Kinderkrankheiten, da sie die Lektionen durch die Kinderkrankheiten nicht lernen konnten. Kinderkrankheiten dienen dazu, das Leben besser zu meistern.

Je mehr die Bereitschaft wächst, eine Lektion zu lernen, desto mehr verlieren die Krankheiten ihre Virulenz.

Jede Kinderkrankheit enthält eine spezifische Lernaufgabe. Grundsätzlich macht jede aus eigener Kraft durchgestandene Krankheit das Kind selbstbewußter und mutiger. Sie stärkt das Selbstvertrauen. Wenn eine Krankheit richtig durchgemacht wird, hat der Körper den ganzen Prozeß der Antikörperbildung gut gelernt, so daß er bei der nächsten Krankheit mit viel besseren Voraussetzungen dasteht.

Als Erwachsener hat so ein Mensch nicht mehr diese „krankhafte" Angst vor Krankheiten, weil sein Wissen auf der eigenen Erfahrung beruht: „Ich schaffe es!" Es liegt ihm jetzt sprichwörtlich im Blut. Es gilt heute als erwiesen, daß Menschen, die viele Kinderkrankheiten gut überstanden haben, sich grundsätzlich einer stabileren Gesundheit erfreuen als diejenigen, die keine durchgemacht haben bzw. geimpft wurden. Denn bei der Impfung wird der Krankheitshintergrund tiefer eingeprägt. Wenn die Krankheit doch nach einer Impfung ausbricht, ist sie deswegen häufig viel virulenter und kann eher tödliche Gefahren bergen. Im Gegensatz dazu hilft der homöopathische Schutz vor der Krankheit über den Hintergrund bewußter zu werden. Somit braucht das Kind (der Mensch) diese Krankheit meist nicht mehr durchzumachen. Im anderen Fall verläuft die Krankheit viel milder. Es ist, als ob man jemandem das Schwimmen lehren würde, indem man ihn einfach ins Meer wirft. Dieser Mensch wird entweder einen Schock bekommen und sterben oder sehr krank werden oder vor Angst eine falsche, kraftraubende Technik lernen. Nur der Stärkste überlebt solche harten Methoden. Wenn aber der Schwimmer (hier der Kranke) von liebevollen Händen getragen wird, dann hat er die Möglichkeit, seine innere Kraft und Stärke zu entdecken und zu entfalten.

Die Bewegung der sechziger Jahre, Kinder so pflegeleicht wie möglich aufzuziehen und sie vor allem schonen zu wollen sitzt noch zu fest im Bewußtsein der Menschen: kein Stillen, keine Lernprozesse auf sich nehmen, die Verantwortung für die Gesundheit abgeben und keine Krankheiten durchstehen wollen. In Südamerika zum Beispiel lassen sich heute 70% der Frauen einen Kaiserschnitt machen.
Das Impfen soll die Pflicht nehmen, für ein krankes Kind sorgen zu müssen, und befreit scheinbar von der „Last" der Verantwortung. Oft aber schlägt die Impfung ins Gegenteil und verlangt viel mehr Pflichtbewußtsein und Verantwortung, indem sie das Kind chronisch krank macht, manchmal zu einem Pflegefall für sein ganzes Leben (siehe HR15 – „Risiko Impfen").

Mit diesem „Homöopathischen Ratgeber" wollen wir Eltern und Therapeuten helfen, Kinderkrankheiten richtig zu verstehen und sie befähigen, den Heilungsprozeß mit Hilfe der Homöopathie auf eine Weise zu unterstützen, die es den Kindern erlaubt, ihre Lektion auf „sanften Händen getragen" zu lernen.

Carola Lage-Roy und Ravi Roy

Hinweis: Für die Diagnose und Behandlung der nicht ansteckenden Kinderkrankheiten verweisen wir auf unser Buch „Kinder mit Homöopathie behandeln" (Droemer Knaur). Eine Alternative zur Impfung finden Sie in unserem Homöopathischen Ratgeber Nr. 4 „Der homöopathische Schutz vor Kinderkrankheiten".
Die Ausleitung und Behandlung der Impffolgen, besonders der Polio- und Tetanusimpfung, sind im Homöopathischen Ratgeber Nr. 15 „Risiko Impfen – Impffolgen behandeln" näher erläutert.

Sorgen Sie vor!

Wie dieser Ratgeber zu einem ganz persönlichen Heilungsprotokoll Ihres Kindes wird!

Auf den letzten Seiten ist Raum, um sich persönliche Notizen zu machen. Ihr Kind weiß dann, wenn es erwachsen ist, gegen welche Krankheiten seine eigenen Kinder besser geschützt sind, indem es sie selber erfolgreich durchgemachen konnte. Denn jede durchgemachte Kinderkrankheit, die zudem auch noch homöopathisch behandelt wurde, stärkt das Immunsystem der Nachfahren gegenüber dieser Krankheit. So läßt sich auch erklären, warum ehemals gefürchtete klassische Kinderkrankheiten wie z.B. Scharlach und Keuchhusten bei uns von Generation zu Generation einen leichteren Verlauf nehmen und heutzutage relativ harmlos sind.
Man hat in homöopathischen Familien beobachten können, daß Kinder der dritten Generation weitgehend immun gegen alle Infektionskrankheiten sind und sich außerdem in einem hohen Grad seelischer, geistiger und körperlicher Gesundheit erfreuen.
Zudem kommen in einer Familie häufig dieselben homöopathischen Mittel vor, wodurch die Behandlung in der nächsten Generation vereinfacht wird.
Wir hoffen, daß unser Ratgeber eine wertvolle Hilfe für Sie und Ihre Kinder sein kann.

Kurze Einführung in die Homöopathie mit Anleitung und Regeln zur Selbstanwendung

Dem Heilsuchenden werden die wahren Werte des Lebens und seine Wunder langsam aber sicher immer bewußter. Wir müssen selbst die Verantwortung für unser Leben übernehmen. In der Schwangerschaft und ihren Auswirkungen auf Körper, Geist und Seele begreifen die werdende Mutter und der werdende Vater, daß sie keine fremden Autoritäten für ihr Wohlergehen oder ihr Leid verantwortlich machen können. Denn alles, was uns geschieht, ist die Folge unserer eigenen Entscheidungen.

Der Priester kann unser Seelenheil nicht erwirken, und der Arzt kann unseren Körper nicht heilen. Der Funktion des Heilers, auch unseres inneren Heilers, obliegt die Wiederherstellung der Rückverbindung, der Religio. Wenn dem Priester die Rückverbindung des Menschen zu Gott gelingt, hat er seine Aufgabe gut getan. Wenn es dem Heiler – unabhängig davon, ob dieser als Arzt, Heilpraktiker, spiritueller Heiler oder anders bezeichnet wird – gelingt, den Körper mit der Seele wieder in Verbindung zu bringen, hat er seine Aufgabe gut getan.

Anstatt sich immer sofort und ohne Bedenken an berufsmäßige Heiler zu wenden, können wir auch unseren inneren Heiler aktivieren und uns selbst heilen. In Bezug auf die Homöopathie bedeutet das, mittels eines Mediums die unterbrochene Verbindung zwischen Körper und Seele zu rekonstruieren und so die körpereigenen Selbstheilungskräfte zu aktivieren. Nach unseren Erfahrungen ist das passende homöopathische Mittel ein hervorragendes Medium, um die unterbrochene Verbindung wiederherzustellen und den Körper in optimaler Weise zur Selbstheilung anzuregen. Auf diese Weise wird auch die Eigenverantwortung des Menschen gefördert.

Wer braucht Homöopathie?

Die Homöopathie ist empfehlenswert, wenn Sie eine ursächliche und dauerhafte Lösung Ihrer gesundheitlichen Probleme anstreben. Es ist hilfreich, der Heilung und den Selbstheilungskräften Vertrauen zu schenken. Die homöopathischen Mittel helfen Ihnen, Ihr Leben verantwortungsbewußt zu gestalten, Krankheiten vorzubeugen und gesundheitsorientiert zu denken und zu handeln. Sie üben daher einen sehr positiven Effekt auf Ihre Lebensqualität aus. Es ist so, als wenn das Mittel Sie sanft an die Hand nehmen würde und Ihnen einen Weg aus Ihrer Krankheit zeigen möchte.

Die „wundersame“ Kraft der Homöopathie

Die zunehmende Verbreitung der Homöopathie bewirkt eine Veränderung in unserer Gesellschaft, die Mut macht und aufmuntert. Viele Menschen haben mittlerweile eine ungefähre Ahnung davon, was Homöopathie ist. Und doch sind die wahren Möglichkeiten dieser außergewöhnlichen Heilmethode den Vorstellungen unserer heutigen Gesellschaft noch weitgehend entrückt. Nicht zu unrecht nannte Dr. Dorothy Shepherd, die berühmte englische Homöopathin, das Wirken der Homöopathie: „Das Wunder der unsichtbaren Kraft.” (Die deutsche Fassung des gleichnamigen Buches ist in unserem Verlag erhältlich). Und denjenigen, welche die heilsame Kraft und die manchmal fast unglaubliche Schnelligkeit der Homöopathie am eigenen Leibe erfahren haben, erscheint es tatsächlich, als sei ein Wunder geschehen. Aber diese Wunder sind durch den Segen der Homöopathie für alle möglich geworden.

Und das passiert ganz unsensationell, wenn wir die naturgegebenen Heilprinzipien verstehen, anwenden und zulassen. Die wahre Heilkraft unserer Körper, die die Homöopathie zu aktivieren sucht, übersteigt im wahrsten Sinne des Wortes unsere Vorstellungskraft. Auch die Schulmedizin ist sich dieser Tatsache bewußt, aber im Gegensatz zur Homöopathie versucht sie, unabhängig von den menschlichen Selbstheilungsmechanismen zu agieren, anstatt mit ihnen.

Vor allem bei den scheinbar als unheilbar geltenden Krankheiten ist die Hahnemannsche Homöopathie für die Menschen, die alle Hoffnung aufgegeben haben, eine unglaubliche oft lebensverlängernde Hilfe. So entsteht der Eindruck, sie könne Wunder bewirken, obwohl sie nach strengen wissenschaftlichen Kriterien eingesetzt wird.

Homöopathie aktiviert das Immunsystem

Tatsache ist, daß das menschliche Immunsystem ein unglaublich komplexes System ist, das wir gerade erst begonnen haben zu verstehen. Es läßt sich mit dem Gehirn vergleichen, wobei das Immunsystem eine eigene hochentwickelte, ihm innewohnende Intelligenz besitzt. Studien, die zeigen, wie erstaunlich lern- und anpassungsfähig das menschliche Immunsystem ist, lassen uns sein wahres Potenzial lediglich erahnen.

Das Beste, was wir für unsere Heilung tun können, ist unsere eigenen Selbstheilungskräfte zu unterstützen. Genau das ist Ziel und Aufgabe der Wissenschaft der Homöopathie, und zwar so spezifisch und schnell wie möglich und so tiefgreifend wie nötig.

Die Frage, was man mit der Homöopathie machen kann und was nicht, stellt sich somit gar nicht erst, denn unser Immunsystem ist im gesunden Zustand dafür ausgerüstet, mit jeder Situation fertig zu werden oder sich gegebenenfalls anzupassen.

Um die Homöopathie in jeder Lage sicher einsetzen zu können, bedarf es selbstverständlich eines langen und gründlichen Studiums. Aber es gibt zahllose Möglichkeiten für jeden Menschen, die Homöopathie auch ohne viel Erfahrung für sich zu nutzen. Genau dafür wurden diese

Ratgeber geschrieben. Sie wenden sich nicht nur an Homöopathen, sondern auch an Laien. Ziel ist es, Ihnen das Wissen zu geben, das Sie brauchen, um Ihre Selbstheilungskräfte, die Ihrer Familie oder Ihrer Patienten gegen die klassischen Kinderkrankheiten oder in ganz bestimmten Lebenssituationen gezielt zu aktivieren, und zwar ganzheitlich, ohne Nebenwirkungen und schnell.

Samuel Hahnemann, der Begründer der Homöopathie

Die Wiege der Homöopathie liegt in Deutschland. Sie wurde von dem aus Meißen stammenden Arzt Christian Friedrich Samuel Hahnemann (* 10.4.1755 – † 2.7.1843 in Paris) entdeckt und ausgearbeitet. Er fand in seiner Arztpraxis keine Befriedigung in der Ausübung des Erlernten, woraufhin er die Konsequenz zog, seine Praxis aufgab und sich seinen Lebensunterhalt vorerst als Übersetzer von medizinischen Werken verdiente. Im Jahre 1790 kam er auf die geniale Idee, eine gegen Malaria bewährte Heildroge – die Chinarinde – an sich selbst auszuprobieren. Durch die Einnahme der Chinarinde bekam er ähnliche Symptome wie ein Malariakranker. Er wiederholte diesen Test einige Male und bekam immer wieder dieselben Resultate. Damit war der Zufall ausgeschlossen und ein Heilgesetz entdeckt, der Grundstein für die Wissenschaft der Homöopathie gelegt. Hahnemann nannte es das „Similiaprinzip" – dt. „Ähnlichkeitsprinzip".

So funktioniert die Homöopathie

Hahnemann testete auf diese Weise, den sogenannten Arzneimittelprüfungen, über 100 Mittel an sich und seiner vielköpfigen Familie. Dieses Verfahren hat sich bis heute bewährt. Nur von gesunden Menschen geprüfte Wirksubstanzen werden in den homöopathischen Heilschatz aufgenommen. Die Verordnung des Mittels läuft daher sozusagen „rückwärts" in ihrer Logik. Das heißt: Die Arzneimittelprüfungen, die über die 200-jährige Geschichte der Homöopathie und auch heute noch durchgeführt werden, ergeben zusammen ein großes Verzeichnis an Krankheitsbildern (Arzneimittellehre = Materia medica) und an Symptomen (Repertorium), auf die wir zurückgreifen können, um das passende Mittel für einen Zustand zu bestimmen. Denn die Substanz, die bei einem gesunden Menschen einen Krankheitszustand auslöst, kann selbigen oder ähnlichen als homöopathisches Arzneimittel bei einem Kranken heilen. „Ähnliches wird durch Ähnliches geheilt – SIMILIA SIMILIBUS CURANTUR“. Außer dem Ähnlichkeitsprinzip gibt es zahlreiche weitere Heilungsgesetze in der Homöopathie. Die Heilung wird also nicht dem Zufall überlassen, sondern geschieht nach „deutlich einzusehenden Gründen“, wie es Hahnemann in seinem „Organon“ forderte. Das macht die Homöopathie unglaublich präzise und erklärt die hohe Erfolgsrate der homöopathischen Arzneimittel bei allen Arten von Krankheiten. Sie ist in der Lage, auf die spezifische und individuelle Situation eines jeden Menschen einzugehen, wodurch sie ursächlich und nachhaltig wirken kann.

Ist die Chirurgie Teil der Schulmedizin oder der Homöopathie?
Die Schulmedizin ist eine Therapierichtung, im Gegensatz dazu besteht die Chirurgie aus Maßnahmen. Sie gehört daher nicht nur zur Schulmedizin. Der Eingriff an sich ist eine reine Maßnahme, die Begleitumstände werden allerdings heutzutage ausschließlich von der schulmedizinischen Therapie bestimmt. Das war nicht immer so. In den USA und Südamerika gab es noch bis Anfang des 20. Jahrhunderts homöopathische Krankenhäuser mit chirurgischer Abteilung. Der chirurgische Eingriff, bzw. die Maßnahme, wird homöopathisch begleitet. Das Diplom von Ravi Roy (DHMS) bedeutet: Diplom in homöopathischer Medizin und Chirurgie. Er absolvierte das homöopathische Medizinstudium 1973 in Neu-Delhi am Nehru Homoeopathic Medical College. Auch das allopathische Medizinstudium besteht aus Therapie und Maßnahmen. Chirurgen oder Chiropraktiker z. B. spezialisieren sich auf die Maßnahmen.

Je symptomorientierter die Therapie ist, desto mehr Maßnahmen verlangt diese Therapierichtung. Umgekehrt, je ursachenorientierter eine

Therapie ist, desto weniger Maßnahmen braucht sie. Die Homöopathie orientiert sich an den Ursachen und kommt daher im Idealfall mit erstaunlich wenigen Maßnahmen aus. Trotzdem gibt es Fälle, wie z. B. einen komplizierten Knochenbruch, die chirurgische Maßnahmen benötigen. Noch fehlt der Homöopathie in Deutschland die Anerkennung und Unterstützung, um auch auf diese Weise zu arbeiten.

Die Dosierung

Diese Ratgeber haben wir für sowohl für Therapeuten als auch für Laien geschrieben, wobei die Dosierungsangaben vereinfacht wurden, so daß sie für Laien verständlich und leicht durchführbar sind. Eine Grundanleitung finden Sie auf der Umschlaginnenseite. Eine ausführliche Besprechung der Regeln der Dosierung finden Sie in Ravi Roys Buch: „Prinzipien und Praxis der Homöopathie – Die Reaktionen und die LM-Potenzen".

Die C 200 ist eine bewährte Potenz für die meisten Zustände in diesem Ratgeber. Man hört heutzutage, daß die C 200 zu hoch und damit gefährlich sei. Genau das Gegenteil ist jedoch der Fall! Eine zu niedrige Potenz (in manchen Fällen sogar noch die C 30) ist viel eher geneigt, eine Erstverschlimmerung auszulösen. Für akute Fälle ist die C 200 wegen ihrer hohen Verdünnung ideal; sie wirkt schnell, und die Besserung setzt bei dem richtigen Mittel oft bereits innerhalb von Minuten ein. Ein weiterer Grund für die Wahl der C 200 ist, daß bei akuten Krankheiten die geistig-seelische Ebene mit involviert ist. Um überhaupt einen Einfluß auf diese tiefe Ebene zu haben, bedarf es einer höheren Potenz.

Die Potenzen

Es gibt drei verschiedene Potenzierungsverfahren, die Centesimal (C)-, die LM- und die Dezimal (D)- Potenzen.
Die *Centesimal-Potenzen* wurden von Hahnemann standardisiert und bestehen aus einer Verdünnung von 1:99 und einer Potenzierung von

zehn Schüttelschlägen pro Stufe. Sie haben die größte Skala an Potenzen von C 1 bis über eine Million. Trotz der Überlegenheit der LM-Potenzen, besonders bei der Behandlung von chronischen Krankheiten, bleiben die Centesimal-Potenzen ein wichtiger Teil der homöopathischen Behandlung, etwa für die kurzfristige Akutbehandlung mit der C 200, und wenn wir höhere Potenzen brauchen. Die Potenz C 200 ist eine mittlere Potenz, ab der C 1000 sprechen wir von Hochpotenzen.

Die *Dezimal-Potenzen* wurden später entwickelt und sind keine Erfindung Hahnemanns. Sie bestehen aus einer Verdünnung von 1:9 und einer Potenzierung von zehn Schüttelschlägen pro Stufe. Die Dezimal-Potenzen haben ihre Wichtigkeit, wenn wir Mittel in ganz niedrigen Potenzen verabreichen wollen (D 12 und darunter). Obwohl sie teilweise bis zu der tausendsten Potenz hergestellt werden, gibt es keinen Grund, diese einzusetzen, da die C- und LM-Potenzen auf dieser Ebene erheblich sanfter und effektiver sind, während die D-Potenzen oftmals sehr heftig wirken.
Die Dezimal-Potenzen finden ihre Anwendung in niedrigen Potenzen in ganz speziellen Fällen, wenn wir auf der körperlichen Ebene arbeiten wollen. Dies ist jedoch im Einzelfall speziell in unseren Ratgebern vermerkt.

Die *LM-Potenzen* wurden auch von Hahnemann standardisiert und bestehen pro Stufe aus einer Verdünnung von 1:100 und einer Potenzierung von 100 Schüttelschlägen, und dann noch einmal einer Verdünnung von 1:500. Pro Stufe gibt es also zwei Arbeitsschritte bei den LM-Potenzen und die Gesamtverdünnung ist jedesmal 1: 50 000. Der zweite Schritt kann nur per Hand durchgeführt werden. Es gibt sie ab der LM 1 und bei wichtigen Mitteln bis zur LM 360, teilweise auch höher. Sie können in der Regel eine C-Potenz mit der entsprechenden LM-Potenz ersetzen. Der C 200 entsprechen die LM 18 bis LM 30. Der Vorteil der LM-Potenzen ist, daß sie noch viel sanfter als die C-Potenzen wirken.

Die Regeln der Wiederholung

1. *Je intensiver der Zustand ist, desto häufiger muß das Mittel wiederholt werden.*
   Als Durchschnittswert für eine akute Krankheit gilt: anfangs alle zwei Stunden wiederholen. Dieser Zeitabstand ist jedoch sehr variabel und kann durchaus bei Bedarf nach oben oder unten verlängert oder verkürzt werden.
2. *Wiederholen Sie das Mittel immer dann, wenn die Besserung durch die Gabe des Mittels anfängt nachzulassen.*
   Das kann nach einer Stunde oder zwei Tagen sein. Bei einem chronischen Zustand wiederholen Sie es in der Regel nur einmal täglich. Wenn Sie unsicher sind, ob das Mittel richtig gewählt ist und wirkt, wiederholen Sie es noch einmal nach zwei bis vier Stunden, bevor Sie es ganz absetzen.
   Mit der deutlichen Besserung des Zustandes werden die Abstände der Mittelgaben entsprechend vergrößert.
3. *Normalerweise sollte das Mittel nach der Heilung des Zustandes abgesetzt werden.*
   Es gibt aber Fälle, wo das Mittel entweder allgemein oder spezifisch weiterhin gut tut. In diesem Fall geben Sie das Mittel weiter.

Wann stellen Sie die Einnahme eines Mittels ein?

Es gibt verschiedene Gründe, das Mittel abzusetzen:

- Bei Ausheilung der Krankheit, außer wenn Sie das Mittel gerne weiter nehmen wollen.
- Wenn Sie auffällig oft vergessen, das Mittel zu nehmen, es Ihnen trotzdem weiterhin gut geht.
- Bei einer Verschlimmerung, d.h. die Symptome des Zustandes, für den Sie das Mittel nehmen, verstärken sich.
- Wenn Sie das Mittel nicht mehr nehmen wollen.

Wann sollte kein homöopathisches Mittel eingenommen werden?
Zu diesem Thema gibt es sehr viele Regeln, die aber für den Laien an dieser Stelle viel zu umfangreich wären, deswegen sollten Sie sich außer an die unten aufgeführten Punkte auch noch an Ihre Intuition halten, die Sie bestens berät.

- Wenn eine Abneigung gegen ein bestimmtes Mittel besteht, sollten Sie es **nicht** nehmen bzw. Ihrem Kind geben, auch wenn Ihnen Ihr Verstand sagt, Sie oder das Kind würden das Mittel brauchen. Auf diese Weise teilt Ihnen Ihr Unterbewußtsein mit, daß das Mittel nicht gebraucht wird.
- Bei einer Ausscheidungsreaktion auf ein Mittel, die sich in Form von Schnupfen, Durchfall oder Erbrechen äußern kann, sollten Sie der Natur ihren Lauf lassen. Hier einzugreifen, bleibt dem Feingefühl und der Expertise des Homöopathen vorbehalten.

Was sollten Sie bei der Mitteleinnahme beachten?

- Geben Sie niemals einem Schlafenden ein Mittel und wecken Sie kein krankes Kind auf, um ihm pflichtgemäß sein Mittel zu geben.
- Kranke oder geschwächte Kinder sollten in der Erholungsphase nicht gestört werden.
- Das Mittel sollte bei der chronischen Behandlung morgens nüchtern eingenommen werden, wobei darauf zu achten ist, daß die Zähne mit einer milden Zahnpasta gereinigt werden, die keine starken ätherischen Öle enthält, weil diese die Wirkung der homöopathischen Mittel blockieren können.
- Es ist besser, das Mittel etwa eine halbe Stunde vor dem Essen einzunehmen als danach.
- Menschen, die Kaffee schlecht vertragen, sollten mit dem Genuß während der Einnahme homöopathischer Mittel sehr zurückhaltend sein, denn Kaffee kann die Mittelwirkung beeinträchtigen oder sogar aufheben (antidotieren).

Schadet das falsche Mittel?

Grundsätzlich schadet es nicht und keinesfalls so, wie wir es auf den Beipackzetteln allopathischer Medikamente lesen. Durch das falsch gewählte Mittel passiert in der Regel einfach – nichts!
Anders ist es jedoch, wenn Sie das falsche Mittel immer weiter nehmen, obwohl es Ihnen bzw. Ihrem Kind nicht besser geht. Irgendwann wird es mit dem Mittel schlechter gehen und immer weiter schlechter.

Deswegen ist es so wichtig, das Mittel beim geringsten Unwohlsein sofort abzusetzen!

Da die meisten Anfänger in der Homöopathie sich nicht vorstellen können, wie schnell die Homöopathie wirkt, setzen viele das Mittel bei einer Verschlimmerung, die jedoch im Grunde eine Heilreaktion ist, zu spät ab.

Wie können Sie eine Verschlechterung antidotieren?

Wenn das falsche Mittel zu lange in eine Verschlechterung hineingenommen wird, sollten Sie es sofort absetzen und sich dann an Ihren Homöopathen wenden, der Ihnen in dieser Situation gut helfen kann. Das Mittel muß antidotiert (aufgehoben) werden. Auch dafür gibt es verschiedene Mittel, die je nach Art der Reaktion sorgfältig ausgewählt werden müssen. Wenn es zu einer nervlichen Überreizung gekommen ist, kann eine Tasse Kaffee oder der Geruch einer Tasse Kaffee das homöopathische Mittel antidotieren, d. h. es ist dann wieder alles in Ordnung.

Was ist bezüglich der Ernährung während der Krankheit und in der Genesungsphase zu beachten?

Eine homöopathische Behandlung verlangt einen bewußten Umgang mit sich selbst, denn die Mittel bringen uns in Kontakt mit uns selbst und machen auf notwendige Änderungen in der Lebensweise und

Ernährung aufmerksam. Während der Einnahme des homöopathischen Mittels, bzw. nach einer akuten Krankheit, kann es vorkommen, daß ein lieb gewordenes Lebensmittel Ihnen oder Ihrem Kind nicht mehr gut tut. Umgekehrt kann es sein, daß ungewohnte Gelüste entwickelt werden oder sogar Verlangen nach Nahrungsmitteln aufkommt, die Sie oder Ihr Kind sonst gar nicht mögen. Wenn dies ein echtes Verlangen ist und nicht eine Vorstellung, die dem Kopf entspringt, dann sollten Sie dem nachgeben. Der Körper will damit ausdrücken, was er braucht. Oft sind solche Gelüste auch nur vorübergehend und verschwinden nach einiger Zeit wieder.

Was müssen Sie beachten, wenn sich Ihr Kind in einer homöopathischen miasmatischen Behandlung befindet?

Sprechen Sie mit Ihrem Homöopathen ab, wenn Sie Ihr Kind selbst behandeln wollen.
Eine Konstitutionstherapie, Behandlung der Persönlichkeit, muß bei einer akuten Erkrankung unterbrochen werden, damit der Mensch entsprechend seiner Bedürfnisse versorgt werden kann.
Ein Knochenbruch verlangt eine sofortige entsprechende Versorgung ebenso wie eine Operationsbegleitung etc. Sie sollten aber wissen, daß erwünschte Heilungsreaktionen, z. B. ein Ausschlag oder eine Absonderung, nicht eigenmächtig wegtherapiert werden dürfen. Die Eigenbehandlung setzt also, wenn es kompliziert wird, schon ein gutes Quantum an homöopathischem Fachwissen voraus.

Gibt es Wechselwirkungen zu allopathischen Medikamenten?

Die homöopathischen Mittel wirken ursächlich heilend, während die allopathischen die Symptome bekämpfen. Sie wirken also entgegengesetzt, antagonistisch. Jeder Organismus saugt die wohltuende, sanfte Kraft der homöopathischen Mittel förmlich wie ein Schwamm auf. Es gibt daher wenig negative Wechselwirkungen, aber die echte Heilung geht bei gleichzeitiger Einnahme von allopathischen Medikamenten nur abgeschwächt, zögerlich und begrenzt voran.

Krankheit bringt Ihr Kind näher zu sich selbst

Kinderkrankheiten kann man in zwei Kategorien einteilen: ansteckend und nicht ansteckend. Wir möchten in diesem Ratgeber die Behandlung der ansteckenden vorstellen: Keuchhusten, Masern, Mumps, Röteln, Windpocken und Scharlach.
Diese Krankheiten haben heute zum größten Teil ihre Gefährlichkeit verloren. Trotzdem ist es immer eine Frage der Konstitution eines Kindes, ob es leicht oder schwer erkrankt. Jede Kinderkrankheit enthält eine bestimmte Lektion, und ein Krankheitsausbruch bedeutet, daß das Kind notwendigerweise nur über die Krankheit die Lektion lernen kann.
Wenn wir das Kind beim Durchstehen der Krankheit gut unterstützen, findet die entsprechende Entwicklung statt, sonst bleibt das Kind irgendwo stecken, und es kommt zu Komplikationen und die Lektion ist nur bedingt gelernt. Die wichtigsten heilsam wirkenden Kräfte und unterstützenden Faktoren sind Vertrauen, liebevoller Beistand, heilsame Pflege, richtige Ernährung und eine gute homöopathische Behandlung.

Ohne das nötige Vertrauen werden wir leicht von der materialistischen Denkrichtung beeinflußt und behalten eine ablehnende Haltung zu Wachstums- und Entwicklungsprozessen. Jede Krankheit birgt die Chance sich weiter zu entwickeln!

Liebevoller Beistand verleiht dem Kind die notwendige Sicherheit und Geborgenheit, um schwere Zeiten durchzustehen.
Die heilsame Versorgung schafft eine Atmosphäre, die dem Kind Kraft gibt, besser mit der Krankheit zurecht zu kommen.
Die richtige Ernährung erspart dem Kind unnötige Belastungen bei der Bewältigung dieser schwierigen Aufgabe. In vielen Fällen ist es am besten, so lange zu fasten, bis die Krankheit überwunden ist.

Die richtige homöopathische Behandlung wirkt direkt und spezifisch auf die diesem Menschen eigenen Blockaden, so daß sich der Bewußtseinsprozeß voll entfalten kann. Je mehr von allen Seiten unterstützt wird, um so tiefgreifender ist die Heilwirkung. Je isolierter eine Heilmaßnahme eingesetzt wird, desto weniger kann sie, vor allem bei schwierigen Fällen, ausrichten.

Komplikationen bei Kinderkrankheiten

Sie sind von vielen Faktoren abhängig, hier die wichtigsten:

- Die *Vitalität* entspricht der Körperkraft; sie kann vieles abwenden.

- Die *Lebenskraft* ist die Kraft, die die Seele zur Verfügung hat. Wenn nicht genügend Selbstheilungskräfte vorhanden sind, können leichter Komplikationen auftreten.

- Die Anzahl und Art der bisherigen *unterdrückenden Behandlungen schwächen das Immunsystem und* bestimmen, wie viele grundlegende Lektionen wenig oder schlecht gelernt worden sind, und erschwerten diese spezielle Lektion.

- Erst die *Bereitschaft, gesund werden zu wollen*, setzt einen Impuls. Das gibt die Gewißheit, Krankheiten zu überwinden, den eigenen Weg überhaupt gehen zu wollen und seine Aufgaben anzugehen.

- Die bisherige *Ernährung* bestimmt, ob wichtige Organe, besonders die Ausscheidungsorgane, sehr geschwächt und belastet sind. Die Ernährung während der Krankheit und die homöopathische Behandlung sind die wichtigsten Faktoren beim Abwenden von Komplikationen. Eine unnötige Belastung durch unvernünftige Nahrungs- oder Medikamentenzufuhr kann sogar in manchen kritischen Fällen den Unterschied zwischen Leben und Tod ausmachen.

- Die richtige *homöopathische Behandlung* setzt das Vertrautsein des Behandlers mit allen homöopathischen Prinzipien voraus. Es gibt aber Familien, in denen sich die Eltern in Bezug auf die Homöopathie uneins sind. Solche Konflikte können sich besonders in kritischen Situationen ungünstig auf den Heilungsverlauf auswirken. Homöopathie in ihrer reinsten Form kann vieles ermöglichen. Auch bei sehr ungünstigen Voraussetzungen vermag die Homöopathie manchmal das Unmögliche möglich zu machen. Es hängt aber vom Therapeuten und der Wechselwirkung zwischen ihm und seinem Patienten und, vor allem bei Kindern, seinen Betreuern ab.

- In der Genesungszeit ist zwar die Krankheit schon überwunden, aber das Kind muß sich regenerieren und wieder zu Kräften kommen. Belastungen, seien es Nahrungsmittel oder Wettereinflüße wie Kälte, Wärme, Wind etc. können einen Rückfall auslösen. Manchmal lassen sich Komplikationen nicht vermeiden, wenn die Eltern und das Kind bisher weder eine homöopathische Behandlung gehabt haben noch eine gesunde Lebenweise und Ernährung kennen. Es fehlt ihnen vielleicht noch Selbstvertrauen, Mut und Entschlossenheit. Mögliche Komplikationen lassen sich noch relativ einfach behandeln und heilen solange sie akut sind und sich noch nicht chronisch festgesetzt haben. In der Regel treten so gut wie keine chronischen Folgen bei einer guten homöopathischen Behandlung im Sinne Hahnemanns auf. Die Homöopathie kann weitaus mehr chronische Krankheiten heilen, als allgemein bekannt ist.

Was ist zu beachten bei einer akuten Erkrankung?

Beim ersten Zeichen einer Krankheit werden viele Eltern beunruhigt, weil eine Krankheit auch immer den Familienalltag durcheinander wirft. Sie wollen verständlicherweise schnelle Heilung für Ihr Kind. Zunächst aber heißt es abzuwarten, bis sich die Symptome der Krankheit deutlich zeigen und somit die Mittelwahl zielgerichtet erfolgen kann. Es kann sich ungünstig auswirken, wenn in der ersten Entwicklungsphase der

Krankheit zu Antibiotika oder einem homöopathischen Komplexmittel gegriffen wird. Die Homöopathie kann erst dann gezielt eingesetzt werden, wenn die Krankheit sich entwickelt hat und ihre Individualität zeigt. Diese Zeit sollten wir unserem Kind gönnen.

Wann können wir mit der Behandlung beginnen?

Sobald sich deutliche Symptome zeigen, auch wenn es nur wenige sind, kann die Behandlung beginnen. Falls noch Unklarheiten bestehen, ist es sinnvoller abzuwarten, aber sich schon einmal mit dem Homöopathen Ihres Vertrauens in Verbindung zu setzten.

Zum besseren Verständnis des Abwartens bei der Behandlung von akuten Krankheiten: Die reine Homöopathie, wie Hahnemann sie entwickelt hat, basiert auf kosmischen Prinzipien und Naturgesetzen. Sie ist so ein präziser Schlüssel zu den Selbstheilungskräften des Menschen. Bleibende Folgen von akuten Krankheiten können im Grunde nicht entstehen

Die ansteckenden Kinderkrankheiten

Keuchhusten

Pertussis

Der Keuchhusten ist eine im Vergleich zu anderen häufiger auftretende, ansteckende Kinderkrankheit, die durch einen krampfartigen, anfallsweise auftretenden Husten gekennzeichnet ist.

Geschichtliches

Der Keuchhusten verläuft heutzutage dank der besseren Wohn- und sozialen Verhältnisse im Vergleich zu früher relativ leicht. Vor Einführung der Keuchhustenimpfung erkrankten Erwachsene praktisch nicht an dieser Krankheit. Heutzutage kommt dies jedoch häufiger vor.

Geschützter Personenkreis

- Menschen, die sich homöopathisch geschützt haben.
- Kinder, die den Keuchhusten bereits durchgemacht haben, können aber in seltenen Fällen als Erwachsene nochmals erkranken.

Gefährdeter Personenkreis

- Je kleiner der Säugling, desto gefährlicher kann sich die Krankheit auswirken, weil er an dem Erbrochenem ersticken kann.
- Kinder bis zum 6. Lebensjahr erkranken häufig.
- Erwachsene, die die Krankheit als Kind nicht durchmachten.
- Erwachsene, die als Kind geimpft wurden, sind besonders gefährdet, auch wenn sie die Krankheit durchmachten.
- Bei Geimpften verläuft die Krankheit in der Regel besonders schwer.
- Je älter die Erkrankten sind, desto gefährdeter sind sie durch schwere Verlaufsformen.

Wann ist Keuchhusten ansteckend?

Der Keuchhusten ist ansteckend, solange die Anfälle auftreten.

Krankheitsverlauf

Die ***Inkubationszeit*** beträgt etwa zehn Tage.
Anfangs vermutet man aufgrund der Symptome eine normale Erkältung mit Husten. Der beschwerliche Husten wird dann nach einigen Tagen spastisch, jedoch fehlt in der ersten Phase, (10–12 Tage) meistens noch das typische Keuchen.

Der charakteristische Keuchhustenanfall kündigt sich meist mit Angstgefühlen und Schmerzen in der Brust an und dauert etwa 2–3 Minuten. Der Hustendrang wird durch die Verkrampfung der Kehle sehr stark, und das Kind beugt sich nach vorne, wobei das Festhalten an Gegenständen oder Personen den Anfall erleichtert. Die Hustenstöße folgen, unterbrochen durch keuchendes Einatmen, schnell aufeinander. Durch die stockende Atmung werden das Gesicht, der Hals und die Lippen dunkelblau bzw. rot, die Augen füllen sich mit Tränen und es kann Schleim und Blut aus der Nase austreten. Oft sind die Anfälle auch von Erbrechen begleitet. Nach dem Anfall folgen meist, nach einer kleinen Pause, noch ein bis zwei schwächere, so daß ein Hustenanfall eigentlich aus mehreren aufeinanderfolgenden besteht.
Nun tritt vollständige Ruhe ein. Kleinere Kinder liegen in höchster Erschöpfung da, ältere dagegen setzen fast unmittelbar ihre Beschäftigung fort, als wenn nichts vorgefallen wäre.
In der Nacht fahren die Kinder in die Höhe, machen ihren Anfall durch und schlafen sofort wieder ein, ohne durch die häufige Unterbrechung des Schlafes wesentlich beeinträchtigt zu werden. Allerdings kann der Keuchhusten für die Eltern von Kleinkindern sehr anstrengend werden, da sie das Kind immer wieder hochnehmen müssen, damit es besser husten kann. Bei schweren Fällen kann es zu unwillkürlichen Darm- und Blasenentleerungen kommen, auch Blutungen aus dem Mund und der Nase können auftreten.
Bei Keuchhusten können auch Emotionen, besonders Ärger, einen Anfall provozieren. Diese emotionsbedingten Anfälle können manchmal noch monatelang nach der eigentlichen Erkrankung anhalten.

Komplikationen

Die häufigste Komplikation ist die Bronchitis, seltener eine Lungenentzündung. Eine ernsthafte Komplikation kann auch das Erbrechen darstellen, wodurch das Kind stark erschöpft wird und sehr abmagert. Oft setzt auch Durchfall ein.

Bei jungen Säuglingen kann es zu einer Erweiterung der Lungenbläschen (Emphysem) und zum Ersticken kommen. Ferner kann durch den Keuchhusten eine Tuberkulose reaktiviert werden oder als Folge in den nächsten Jahren auftreten.

Außer des Nasenblutens kann es manchmal zu Blutungen aus den Ohren kommen. Gefährlich wird es, wenn ein Blutgefäß im Gehirn platzt. Dadurch kann es zu heftigen Gehirnsymptomen wie Krampfanfälle, halbseitige Lähmung, Blindheit, Taubheit oder totalem Stimmverlust kommen. Diese Folgen treten glücklicherweise heutzutage kaum noch auf, da der Keuchhusten wesentlich leichter verläuft als früher.

Die **Keuchhustenimpfung** ist deswegen so umstritten, weil genau diese schweren Krankheitsbilder durch die Impfung ausgelöst werden können.

Bei Keuchhusten kommt es häufiger vor, daß sich eine andere Infektionskrankheit dazugesellt oder folgt wie z. B. Masern, Scharlach oder Windpocken. Natürlich ist dann das gesamte Krankheitsbild des Keuchhustens mit seinen Komplikationen wesentlich heftiger. Besonders bedrohlich wird es bei Masern, da sich der Masernausschlag auf die Schleimhäute verlagern kann.

Allgemeine Maßnahmen

In erster Linie ist es wichtig, auf Sauberkeit und Hygiene zu achten. Erziehen Sie Ihr Kind dazu, möglichst immer Taschentücher zu benutzen oder sich die Hand beim Husten vor den Mund zu halten. Diese Taschentücher sollten möglichst schnell in die Mülltonne geworfen werden.

In der ersten Zeit des katarrhalischen Stadiums wird der trockene, häu-

fige Husten am besten durch Bettruhe, warme oder kalte Getränke sowie durch Einatmung von Wasserdämpfen erleichtert. Sorgen Sie dafür, daß sich Ihr Kind genügend im Freien aufhält und die Atmosphäre zu Hause ruhig und harmonisch ist. Manchmal kann auch bei einem Hustenanfall Ablenkung kleine Wunder vollbringen. Hochgebirgsluft wirkt sich sehr heilsam bei Keuchhusten aus. Durch Druckkammern, die in manchen Kliniken vorhanden sind, kann ein ebensolches Resultat erzielt werden. Daher fördert ein Aufenthalt im Hochgebirge aber auch am Meer die Heilung.
Im Ganzen gesehen erfordert das Begleiten eines Kindes durch den Keuchhusten viel Besonnenheit und Geduld seitens der Eltern und des Behandlers.

Die Ernährung

Bei der Ernährung ist darauf zu achten, alles zu vermeiden, was einen Hustenanfall auslösen kann: vor allem Brot, Zwieback, Kuchen, Müsli und Zwiebackbrei. Besser verträglich sind Getreidebreie aus gemahlenem Bio-Getreide – ohne Milch, nur mit Wasser oder Sahne.
Grundsätzlich sind frische Obst- und Gemüsesäfte den erhitzten Säften vorzuziehen, da sie wichtige Vitamine und Vitalstoffe enthalten. *Die fertigen Säfte machen das Blut sauer, die frisch gepreßten machen es basisch.*
Natürlich ist es bei allen Infektionskrankheiten wichtig, das Kind niemals zum Essen zu zwingen. Aber beim Keuchhusten ist besonders Wert darauf zu legen, da durch den Widerstand und Ärger des Kindes schlimme Hustenanfälle ausgelöst werden können.

Behandlung

Belladonna *(Bell.)*
ist in den ersten Wochen sehr hilfreich. Wenn die anfallartige Form ausgeprägt und die Plötzlichkeit vorhanden ist, bringt Belladonna große Linderung und verkürzt den Verlauf. Der Krampf bei Belladonna ist das Auffallendste: Die Halsmuskulatur krampft sich zusammen, das

Blut schießt ins Gesicht; das Kind läuft blau an, greift sich an den Hals und hält sich vor Angst an der Mutter fest.

Drosera *(Dros.)*
kommt nach unserer Erfahrung seltener in Frage, als allgemein angenommen wird. Der Husten klingt heiser mit langer, keuchender Einatmung. Der tiefen Einatmung folgen starke Anfälle mit ausgeprägter Erstickungsnot. Der Husten verschlimmert sich nach Mitternacht; bei fortschreitender Krankheit, sobald das Kind sich hinlegt und der Kopf das Kissen berührt. Die Anfälle folgen sehr schnell aufeinander mit bellendem Husten. Später stellt sich ein festsitzender Auswurf ein, wodurch es zu Würgen und Erbrechen kommt. Der Auswurf ist fadenziehend, eiweißartig, gelblich. Der äußerst heftige Husten verursacht Bauchweh, so daß das Kind sich das Zwerchfell hält. Die Anfälle werden durch Lachen, Spielen und Anstrengung ausgelöst.

Corallium ruhrum *(Cor-r.)*
zählt auch zu den häufig routinemäßig verabreichten Keuchhustenmitteln. Typisch für dieses Mittel ist das erstickende Gefühl vor dem Anfall; eine starke neurotische Komponente ist vorhanden. Das Kind schnappt buchstäblich nach Luft und wird purpurblau im Gesicht bevor der Husten anfängt. Die kurzen Anfälle folgen einander sehr schnell. Der kurze, abgehackte Husten hört sich wie ein hartes Bellen an und wird von Homöopathen mit dem Geräusch einer Maschinenpistole verglichen.

Mephites *(Meph.)*
hat einen krampfartigen Husten. Er ist kruppös, trocken, explosiv und zusammenschnürend. Die keuchende Einatmung am Ende ist ausgeprägt. Katarrhalische Symptome sind kaum vorhanden. Die Anfälle sind so heftig, daß die Eltern um das Leben des Kindes fürchten. Das Kind muß aufgesetzt werden, es wird ganz blau und kann nicht ausatmen. Deshalb ist dieses Mittel wichtig bei Keuchhustenfällen, die in

die Asthmarichtung gehen. Das Kind verschluckt sich grundsätzlich am Essen, und es kommt nach dem Essen zum Erbrechen durch die Anfälle. Die Anfälle sind nachts häufiger als am Tag. Sie werden auch durch Reden ausgelöst.

Naphthalin *(Naph.)*
kommt in Frage, wenn die Anfälle außergewöhnlich lang und häufig sind. Das Kind kann kaum atmen. Naphthalin kommt auch bei Fällen in Frage, in denen Mephites scheinbar angezeigt ist, aber nicht hilft.

Ipecacuanha *(Ip.)*
ist ein wichtiges Mittel, wenn Erbrechen im Vordergrund steht. Es ist ein würgender, erstickender Husten. Die Anfälle folgen schnell hintereinander, begleitet von reichlichem, zähem, eiweißartigem Schleim, der Erbrechen auslöst. Das Kind erschlafft während des Anfalls oder erst danach, es wird bläulich, und kühler Schweiß bedeckt es.

Cuprum metallicum *(Cupr.)*
ist angezeigt, wenn Krämpfe auftreten. Die Anfälle sind langanhaltend, bis das Kind erschöpft ist und blau anläuft. Hinzu kommen Krämpfe, besonders der Beugemuskeln. Weitere Symptome sind die Nervosität des Kindes, der unruhige Schlaf und plötzliche Anfälle, die fast immer in Krämpfen (Konvulsionen) enden. Die Krämpfe können sogar gefährlich werden und zum Ersticken führen. Auch das Erbrechen ist krampfhaft.

Coccus cacti *(Coc-c.)*
wacht mit dem Hustenanfall auf. Der Anfall kommt, sobald das Kind die Augen öffnet und endet mit Erbrechen, wobei lange Fäden von klarem Schleim aus dem Mund hängen. Wärme wird schlecht vertragen, z. B. Warmwerden im Bett oder warme Getränke. Abends vorm ins Bett gehen und besonders gegen 23.30 Uhr geht es schlechter. Das Trinken oder Ausspülen des Mundes mit kaltem Wasser erleichtert.

Zincum metallicum *(Zinc.)*
ist ebenfalls durch Krämpfe gekennzeichnet. Während der Anfälle hält das kranke Kind irgend etwas mit all seiner Kraft fest, um sich zu kontrollieren. Sehr große Unruhe besteht, besonders der Füße. Unwillkürliches Wasserlassen und Stuhlgang.

Arnica *(Arn.)*
hat so heftige Anfälle, daß Blutergüsse und Blutungen auftreten. Nach den Anfällen weint das Kind bitterlich, sie schütteln es und tun ihm sehr weh. Der ganze Körper fühlt sich wie geschlagen an. Das Kind muß sich irgendwo festhalten, sonst wirft es sich hin und preßt seinen Kopf auf den Boden.

Antimonium tartaricum *(Ant-t.)*
ist bestens geeignet, wenn sich der Husten sehr locker anhört, aber kein oder kaum Auswurf vorhanden ist. Es rasselt sehr viel, der einzige Schleim kommt beim Erbrechen. Der Husten wird durch Ärger und heftige emotionale Äußerungen verschlimmert.

Pertussinum *(Pert.)*
Die Keuchhustennosode ist besonders angezeigt, wenn die Anfälle sehr nachlassen, aber nicht ganz weggehen und sich in die Länge ziehen. Die routinemäßige Anwendung von Pertussinum ist nicht homöopathisch, außer bei Säuglingen. Hier ist dieses Mittel jedoch entweder das Similimum oder das Simile, welches die Gefahr abwendet. Bei Säuglingen sind meist keine eindeutigen Symptome für ein bestimmtes Mittel vorhanden, was an sich ein Hinweis für die Nosode ist. Trotzdem soll man etwas abwarten, ob sich eventuell eine deutliche Richtung entwickelt.

Andere Mittel
Ferner kann eine ganze Reihe von anderen Mitteln in Frage kommen, darunter viele, die auf miasmatischer Basis verschrieben werden, wie Sulfur, Calcium, Lycopodium und Phosphor.

Masern

Morbilli

Diese Viruserkrankung gehört zu den klassischen Kinderkrankheiten. Sie ist gekennzeichnet durch zwei Phasen:
1. ein Vorstadium mit Symptomen einer fieberhaften Erkältung
2. das Hauptstadium mit großfleckigem Hautausschlag.

Geschichtliches

Masern verlaufen gewöhnlich sehr milde. Aber früher grassierten sie manchmal mit solcher Heftigkeit, daß sie auch tödlich endeten. Aus diesem Grund wurden sie früher „Morbilli, die kleine Pest," genannt. *Schon Mitte des 19. Jahrhunderts schrieb der französische Homöopath Dr. Alfonse Teste, daß durch die Entdeckung der Homöopathie die Gefährlichkeit der schlimmen Masern-Epidemien auf ein Zehntel reduziert wurde.* Heute kann man die Masern vergleichsweise als harmlos bezeichnen, aber die Gefahr von Komplikationen ist ohne homöopathische Behandlung auch nicht zu unterschätzen. Heutzutage treten Sie eher bei den Geimpften auf.

Geschützter Personenkreis

- Säuglinge bis zum 6. Lebensmonat, deren Mütter die Masern durchgemacht haben.
- Säuglinge, solange sie gestillt werden, wenn die Mütter als Kind Masern hatten.
- Kleinkinder bis zum 1. Lebensjahr von Müttern mit Antikörpern gegen Masern erkranken nur leicht und kurz an Masern.
- Alle Menschen, die die Masern bereits durchgemacht haben.

Gefährdeter Personenkreis

- Achtung: Säuglinge, deren Mütter gegen Masern geimpft wurden, sind sehr anfällig, da sie keine Widerstandskräfte gegen Masern besitzen. Je kleiner diese Kinder sind, um so weniger gut ist ihr

Immunsystem und um so gefährlicher können die Masern verlaufen.

- Kinder in schulpflichtigem Alter in den kalten Monaten.
- Erwachsene, die in der Kindheit gegen Masern geimpft wurden. Bei Erwachsenen verlaufen alle Kinderkrankheiten in der Regel schwerer als bei Kindern.
- Viele Kinder erkranken viel schwerer durch die Impfung.

Wann sind Masern ansteckend?

Die Masern sind bereits ab dem 8. Tag der Infektion ansteckend, wenn noch keine Krankheitssymptome aufgetreten sind. Mit der Heftigkeit der Symptome nimmt die Ansteckungsgefahr zu und klingt bis zum vierten Tag des Ausschlags wieder ab. Selten kommt es danach noch zu Infektionen. Homöopathisch behandelte Masern bei Kindern sind dann in der Regel nicht mehr ansteckend.

Der Krankheitsverlauf

Die *Inkubationszeit* beträgt 8–14 Tage.

Die *Dauer der Erkrankung* beträgt meist 10 Tage.

Die Krankheit verläuft in drei Phasen:

1. Das katarrhalische Stadium (1.–3. Tag) sieht wie eine Erkältung mit Bindehautentzündung und Lichtempfindlichkeit aus. Selten kommt es zum Erbrechen. Die Zunge ist belegt und feucht, Durst ist vorhanden, der Appetit ist weg. Am 2. Tag steigt die Temperatur.

2. Der Ausschlag (4.–8. Tag)
Als erstes kann man die Masern an den sogenannten Koplikschen Flecken, weißen Flecken auf der Wangenschleimhaut, erkennen sowie an den erhabenen hell- oder tiefroten „Grießkörnchen" auf der Stirn des erkrankten Kindes. In dieser Phase kommt es zu einem kurzfristi-

gen Fieberabfall von wenigen Stunden. Wenn der Ausschlag (Exanthem) etwa 12–14 Stunden später auf der Haut erscheint, steigt auch das Fieber wieder an, und die Koplikschen Flecken blassen ab. Der Ausschlag beginnt hinter den Ohren und im Gesicht. In den nächsten zwei Tagen breitet er sich über die Arme und die Brust nach unten aus, wobei er zunehmend milder verläuft. Wenn der Ausschlag an den Beinen angelangt ist, ist der Höhepunkt erreicht, das Fieber sinkt, und der Ausschlag verschwindet wieder von oben nach unten.
Die Masernflecken sind abgegrenzt und doch durch eine allgemeine Hautrötung miteinander verbunden. Das typische Maserngesicht sieht verheult und verquollen aus. Während der zwei Tage dauernden Blüte des Ausschlags erreicht auch das Fieber seinen Höhepunkt.

3. Die Genesungsphase (8. – 10. Tag)
Anschließend schuppt sich der Ausschlag ab, und der ganze Körper ist wie mit einer kleieförmigen Abschilferung bedeckt. Dabei sinkt das Fieber schnell, manchmal kann der Fieberabfall dramatisch sein. Das ist die eigentliche gefährliche Phase, wenn der Hautausschlag nicht richtig herauskommt bzw. unterdrückt wurde. Komplikationen wie Mittelohrentzündung bis hin zur Taubheit oder chronische Entzündung der Augenlider mit drohender Erblindung können auftreten. Noch Wochen nach angeblich gut durchgestandenen Masern kann es zur Gehirnhautentzündung kommen. Durch die Impfung können all diese Komplikationen ausgelöst werden und durch den Zusammenbruch des Immunsystems, im Gegensatz zu normal durchgemachten Masern, dauerhafte Schädigungen hinterlassen. Wohingegen ein normaler Masernverlauf die Gesundheit des Kindes stärkt und die seelische Entwicklung fördert.
Die Genesung ist bei milden Fällen kurz, das Kind kann bald wieder aufstehen. In schweren Fällen soll es das Haus erst verlassen, wenn es wieder richtig gesund ist und zwei Tage später kann es auch wieder die Schule besuchen.

Weitere Komplikationen

Bronchitis, Lungenentzündung, Kehlkopf-, Hals- und Bindehautentzündung, Gehirnkongestion, Gastritis, Durchfall, Ohrenfluß, in sehr seltenen Fällen kann es zu Lähmungen und Nierenbeschwerden kommen.

Prognose

Bei milderen Fällen problemlos. Bei Komplikationen gewährleistet eine sorgfältige homöopathische Behandlung immer noch eine sehr gute Prognose. Bei den schwarzen Masern kommt es zu Blutungen aus Nase, Mund und Darm. Die toxischen Masern verlaufen rasch mit blutendem Ausschlag, lang andauerndem hohen Fieber und Krämpfen. Schwarze oder toxische Masern sind zwar kompliziert, aber sie kommen nur bei sehr abwehrgeschwächten Kindern vor. Trotzdem vermag die Homöopathie auch diese Fälle erfolgreich zu behandeln.

Differentialdiagnose und typische Zeichen

- Kopliksche Flecken
- Ausschlag beginnt hinter den Ohren und im Gesicht (bei Scharlach auf Nacken und Brust).
- Ausschlag um den Mund (bei Scharlach blaß).
- Die Rötelnflecken verlaufen nicht ineinander.

Allgemeine Maßnahmen

Das masernkranke Kind braucht Ruhe und keine Unterhaltung wie Fernsehen oder elektronische Spiele. Ein abgedunkeltes, kühles, gut gelüftetes Zimmer ohne Zugluft tut ihm gut. Das Zimmer sollte öfter kurz gelüftet werden, wobei das Kind gut zugedeckt sein muß, sonst können Komplikationen der Atmungsorgane auftreten, oder der Ausschlag kann verschwinden. Bei einer akuten Krankheit sind die Bedürfnisse des kranken Kindes nach bestimmten Nahrungsmitteln in der Regel stark ausgeprägt. Normalerweise verschwindet der Appetit bei hohem Fieber, und das Fasten fördert den Entgiftungsprozeß. Es gibt

allerdings auch Kranke, die trotz Fieber einen gesunden Appetit entwickeln. Dieses Verhalten sollte nicht als normal, sondern als ein wertvolles Symptom zur Mittelfindung bewertet werden. Gestillte Säuglinge sollten unbedingt weiter gestillt werden. Es ist nicht ratsam, während einer akuten Krankheit mit dem Abstillen zu beginnen.
Kühles Wasser wird bei Fieber meistens besser vertragen als warme Getränke, die eher einem geschwächten Magen guttun. Vitamin-A reiche Nahrungsmittel (Karotten, Paprika, Spirulina etc.) sollen helfen, mögliche Komplikationen von Masern zu verringern, und nach dem 3. Krankheitstag gegeben werden.
Es ist nicht ratsam, den Körper zu irgendwelchen Tätigkeiten zu zwingen. Die Natur beendet oft eine Krankheit mit reichlichem Schweiß. Schweißtreibende Tees sollten jedoch nur dann getrunken werden, wenn wirklich ein Verlangen danach besteht. Echte Hilfe besteht in der Erfüllung der Bedürfnisse des Kranken. Das ist die Sprache der Seele!
Das Verfahren, an Masern Erkrankten mit übertrieben großen Mengen heißer Getränke oder heißem Zitronensaft zum Schwitzen zu bringen, um den Ausschlag nach außen zu bringen, birgt große Gefahren in sich, z. B. Lungenkomplikationen oder hartnäckige Durchfälle, die die weitere Behandlung sehr erschweren. Meistens ist eher Verlangen nach kaltem Wasser vorhanden, außer bei Magenbeteiligung.
Ein heißes Bad oder heiße Brustwickel zum richtigen Zeitpunkt eignen sich dagegen gut, um den Ausschlag nach außen zu treiben.

Behandlung

Aconit *(Acon.)*
ist heutzutage wegen des allgemeinen milderen Masernverlaufs nicht so oft angezeigt, aber wenn der Beginn sehr heftig ist, wird Aconit den Verlauf auf das normale Maß mildern und den Ausschlag vollständig herausbringen. Aus denselben Gründen ist Belladonna ebenfalls heute nur noch selten angezeigt.

Euphrasia *(Euphr.)*
paßt häufig für das katarrhalische Stadium mit strömenden Tränen und roten, geschwollenen Augen. Die Tränen ätzen die Wangen mit roten Striemen. Nasensekret fließt auch reichlich, aber nicht ätzend, und bald fängt es an, im Hals zu kratzen mit viel Krächzen und Husten. Der Husten beruhigt sich zum größten Teil nachts. Ein klopfender Kopfschmerz ist vor dem Ausschlag vorhanden, als ob der Kopf bersten würde. In dieser Phase wird Euphrasia das Erscheinen des Ausschlages sehr beschleunigen und die Kopfschmerzen lindern. Die Kopfschmerzen verschwinden bei Euphrasia mit dem Erscheinen des Exanthems.

Bryonia *(Bry.)*
Hierfür spricht wie immer der verzögerte Verlauf und die langsame Entwicklung des Exanthems. Der Husten ist trocken und schmerzhaft, es sticht in der Brust. Der Körper tut weh, aber ruhiges Liegen, besonders auf der schmerzhaften Seite, lindert. Dies ist das erste Mittel, an das zu denken ist, *wenn der Ausschlag sich nicht richtig entwickelt* und die Brust- und Hirnsymptome sich verstärken. Die Schleimhäute sind ausgetrocknet, es besteht großer Durst und Verstopfung.

Gelsemium *(Gels.)*
ist in der Ausschlagphase wichtig, wenn Frieren und Hitze sich abwechseln. Kalte Schauer laufen den Rücken hoch und runter. Viel Niesen, ätzende Absonderung von Nase und Hals. Gelsemium ist auch angezeigt, wenn das Exanthem (Ausschlag) nicht entwickelt ist. Dadurch entstehen lähmende Schmerzen an der Gehirnbasis im Hinterkopf, hohes Fieber, dumpfes, dummes Aussehen und Durstlosigkeit.

Dulcamara *(Dulc.)*
An Dulcamara denkt man, wenn die Schleimhäute nur wenig entzündet sind, die gewöhnlichen katarrhalischen Symptome fehlen oder sehr schwach sind und dafür die Glieder sehr weh tun mit großer Ruhelo-

sigkeit. Dulcamara ist im Auge zu behalten, wenn kaltfeuchtes Wetter herrscht oder plötzlich eintritt, wobei der Ausschlag zurückgeht.

Pulsatilla *(Puls.)*
ist auch bei einigen Folgen und Komplikationen angezeigt: Juckreiz, Ohrenschmerzen, Augenentzündung mit eitriger Absonderung und verklebten Augen sowie Lungenentzündung. Pulsatilla braucht es kühl und viel frische Luft, obwohl es ihr kalt ist und sie zugedeckt sein will.

Kalium bichromicum *(Kali-bi.)*
ist im späteren Stadium angezeigt. Es ähnelt Pulsatilla bei der Augenentzündung, ist aber viel schlimmer. Auf der Hornhaut bilden sich Bläschen, Pusteln und Geschwüre. *Aus der Nase kommt der typische zähe, dicke, gelbe Schleim, der sehr wundmachend ist.* Die Absonderung aus den Augen dagegen ist mild. Bei Kalium bichromicum kann sich der Infekt auch auf das Ohr ausdehnen. Von den geschwollenen und verhärteten Hals- und Nackendrüsen schießen Schmerzen ins Ohr, später fließt reichlich Absonderung aus den Ohren. Kalium bichromicum ist auch sehr wichtig bei Kehlkopfentzündung mit einem heiseren trockenen kruppösen Husten. Erst nach einigen Tagen bildet sich ein spärlicher zäher gelber Schleim im Hals, der sehr schwer zu lösen ist.

Belladonna *(Bell.)*
Ähnlich wie Aconit kommt Belladonna bei einem heftigen plötzlichen Krankheitsbeginn mit hohem Fieber und schnellem Pulsschlag zum Einsatz. Aber bei Belladonna läßt sich der Puls wegdrücken, bei Aconit nicht. Belladonna wird drohende Fieberkrämpfe, die sich durch ein hochrotes Gesicht ankündigen können, abwenden. Das Belladonna-Kind kann unter dem hohen Fieber gut schwitzen – im Gegensatz zu Aconit. Es kann wegen seiner qualvollen Halsschmerzen kaum trinken. Außerdem hat es furchtbare Kopfschmerzen.

Sulfur *(Sulf.)*
hat Schmerzen, Schwellung und Brennen im Hals. Husten schlimmer abends beim Hinlegen. Stiche in der Brust, die sich zum Rücken unter die Schulterblätter erstrecken. Atemnot mit Hitzegefühl durch die geringste Anstrengung, z. B. beim Umdrehen im Bett. Der Appetit ist immer schlecht bei Sulfur, meist Durst auf warme Getränke.

Morbillinum
Die Masernnosode kann bei Durchfall behilflich sein sowie bei Atemnot und anderen Lungensymptomen. Auch wenn die angezeigten Mittel schlecht wirken.

Bei starkem Juckreiz

Pulsatilla und *Sulfur* sind sehr wichtig.
Cantharis, wenn das Brennen im Vordergrund steht (s. a. Windpocken).
Urtica urens, wenn es Brennesseln ähnelt.
Formicum acidum, wenn wirklich das Gefühl besteht, als ob einen Millionen von Ameisen quälen.

Mumps

Ziegenpeter, Wochentölpel, Parotitis epidemica

Mumps ist eine durch ein Virus hervorgerufene Kinderkrankheit, die durch eine Schwellung der Ohrspeicheldrüse charakterisiert ist.

Geschichtliches

Diese Kinderkrankheit war schon lange vor Christi Geburt bekannt und wurde zuerst von Hippokrates beschrieben.

Geschützter Personenkreis

- Nicht gestillte Säuglinge sind bei mütterlicher Immunität bis zum 6. Lebensmonat geschützt.
- Voll gestillte Säuglinge von Müttern mit einer natürlich erworbenen Immunität sind ebenfalls immun.
- Alte Menschen erkranken nicht an Mumps.
- Mumps hinterläßt lebenslange Immunität.
- Ab dem 15. Lebensjahr sind 90% der Bevölkerung gegen Mumps immun, wobei 50–60% der Fälle symptomlos verlaufen.

Gefährdeter Personenkreis

- Vor allem Säuglinge, deren Mütter geimpft wurden und die über die Plazenta und die Milch keine natürlichen Abwehrstoffe erhalten können.
- Säuglinge, die sich gleich nach der Geburt anstecken, erkranken schwerer.
- Jungen erkranken fast doppelt so häufig wie Mädchen, am häufigsten zwischen dem 8. und 15. Lebensjahr.
- Auch Erwachsene können daran erkranken, vor allem Männer, die in der Kindheit gegen Mumps geimpft wurden. Die Forschungen zeigen, daß viele trotz der Impfung erkranken.

Häufigkeit des Auftretens

Die Ansteckungsfähigkeit ist nicht mehr groß. Die Krankheit tritt besonders im Frühling und heute nur noch vereinzelt in leichter Form auf, nicht epidemisch.

Wann ist Mumps ansteckend?

Das Virus wird im Speichel 4–7 Tage nach Krankheitsbeginn ausgeschieden, im Urin noch länger als 2 Wochen. Die größte Ansteckungsgefahr besteht 1–2 Tage vor und während des Höhepunktes der Krankheit.

Krankheitsverlauf

Die *Inkubationszeit* beträgt 2–3 Wochen.
Daß die Krankheit heute so selten auftritt, liegt zum Teil auch an dem symptomlosen Verlauf bei mehr als der Hälfte der Kinder. Bei den restlichen Infizierten zeigt sich ein allgemeines Krankheitsgefühl mit Fieber, Schwäche, gestörter Magen-Darm-Funktion (Appetitlosigkeit, belegter Zunge, schlechtem Mundgeruch), Ohren- und Kopfschmerzen.

Ein bis zwei Tage nach Einsetzen des Fiebers, das auch ganz fehlen kann, schwillt eine Ohrspeicheldrüse an, und zwar häufiger die linke. Durch die starke Schwellung vor und unter dem Ohr wird das Ohrläppchen nach oben gedrängt. Ein Ödem kann die Schwellung noch über den Bereich der Drüsen vergrößern. Die Haut ist teigig, aber kaum gerötet. Kauen, Schlucken und Sprechen sind schmerzhaft, da dadurch die Speichelabsonderung angeregt wird. Manchmal tut schon das Öffnen des Mundes weh. Einschießende Schmerzen im Nacken- und Kieferbereich stellen sich ein, manchmal mit unangenehmer Nackensteifigkeit und Schwellung der Nackendrüsen.

Das Kind legt den Kopf auf die kranke Seite, um eine Schmerzlinderung durch Entspannung zu erzielen. So machen die Kinder einen komisch veränderten Eindruck, welche der Krankheit die verschiedenen Namen gegeben hat. Der Höhepunkt der Schwellung und Spannung wird gewöhnlich am vierten Tag überschritten. Danach fällt die Temperatur bis zum 6. oder 8. Tag schnell ab. Es kann nun die andere Seite befallen werden, und der ganze Prozeß kann sich mit erneutem Fieberanstieg wiederholen. Die zweite Schwellung dauert nicht so lange, ist aber ebenso stark. Kinder, deren beide Drüsen gleichzeitig betroffen sind, haben höheres Fieber sowie stärker ausgeprägte Schmerzen und Schwellungen. Durch die belustigende Gesichtsveränderung bekommt der Mumps eine eher erheiternde als gefährliche Note. Und doch hat der Mumps auch seine Tücken.

Komplikationen

Das Virus kann auch Entzündungen an den Hoden, Eierstöcken oder der Bauchspeicheldrüse hervorrufen. Die Entzündung des Hodens (Orchitis) tritt plötzlich ein, etwa um den siebten Tag auf dem Höhepunkt der Krankheit, und zwar besonders bei Erwachsenen, weniger bei Kindern (wenn, dann eher nach der Pubertät). Die Entzündung ist mit einem erneuten Fieberanstieg verbunden, häufig sogar unter Schüttelfrost, der Hoden schwillt an, und die Skrotalhaut ist gerötet. Daraus kann sich eine Hydrozele (Wasserbruch, Flüssigkeitsansammlung in der Scheidenhaut des Hodens) oder eitrige Hodenentzündung entwickeln.

Nach ein paar Tagen bildet sich die recht schmerzhafte Entzündung zurück. Glücklicherweise tritt die Entzündung meist nur einseitig (häufiger rechts) auf, denn sie bewirkt in mehr als der Hälfte der Fälle eine Atrophie des Hodens, die bei doppelseitiger Erkrankung zu Sterilität führen kann. Die Wahrscheinlichkeit, daß Mumps bei Jungen zu Unfruchtbarkeit führt, ist allerdings äußerst gering und auch noch nicht wissenschaftlich nachgewiesen. Früher wurde dies häufig als Argument benutzt, um die Mumpsimpfung bei Kindern durchzuführen. Doch nach der neuesten Lehrmeinung spielt die Hodenentzündung durch Mumps keine wesentliche Rolle bei Unfruchtbarkeit des Mannes.
Impfungen sind auch keine Lösung – im Gegenteil: Die neuesten For-

schungen beweisen eindeutig die Unwirksamkeit der Impfungen und bestätigen die Stimmen der frühen Forscher in ihrer Aussage (siehe Statistik der „Anti-Vaccination Society" aus HR4).

Sehr viel seltener ist die entsprechende Entzündung und Druckempfindlichkeit des Ovars bei der Frau. Kleine Mädchen sind davon so gut wie nicht betroffen. Je näher die Pubertät rückt, desto eher können Komplikationen auftreten.
Gelegentlich reagiert die Bauchspeicheldrüse mit, da sie dasselbe Verdauungsenzym (Amylase) absondert wie die Ohrspeicheldrüse. Dies ist mit Schmerzen im linken Oberbauch und Durchfallen verbunden. In manchen Fällen sind die Schmerzen so stark, daß der Kranke reflexartig erbricht. Sehr selten ist eine Entzündung der Schilddrüse, Tränendrüsen, Brustdrüsen oder Schamlippen.
Eine weitere Komplikation kann die Entzündung der Gehirnhäute (Meningoenzephalitis) sein. Sie tritt meist um den 9. Tag auf, gelegentlich aber auch eine Woche vor bis vier Wochen nach der Parotitis, und äußert sich durch Kopfschmerzen und Nackensteifigkeit. Diese Meningoenzephalitis hinterläßt in der Regel keine Folgen. Sie betrifft Jungen mehr als Mädchen. In seltenen Fällen kann sie zu einer ein- oder doppelseitigen Störung des Gleichgewichtssinnes oder zur Taubheit führen.
In schweren Fällen kann es zum Abszeß der Halswirbelsäule kommen und manchmal zur Lähmung der unteren Glieder. Alle diese Komplikationen sind homöopathisch heilbar. Zu Todesfällen nach Mumps kam es auch früher schon extrem selten.

Differentialdiagnose

Ein sicheres Zeichen für Mumps ist die deutliche Schwellung der Ohrspeicheldrüse. Es gibt jedoch auch die bakterielle Parotitis, die bei Infektionskrankheiten aller Art oder bei Abmagerung vorkommt. Im Gegensatz zur viralen Parotitis ist die Haut hier stark gerötet. Die Ohrspeicheldrüsen neigen bei Leukämien, toxischer Diphtherie und infektiöser Mononukleose zur Vereiterung, welche aber nur einseitig auftritt. Diese Schwellung kann auch durch Tumoren oder Sekretstauungen bedingt sein. In besonderen Fällen kann man die Diagnose durch Virusnachweis in Speichel, Blut oder Liquor sichern (Serumamylase erhöht).

Allgemeine Maßnahmen

Kühle Umschläge mit Borwasser, heiße Kartoffelumschläge und Einfetten der geschwollenen Ohrspeicheldrüse mit Öl oder Borsalbe lindern eventuelle Spannungen. Chemotherapeutika und Antibiotika sind hier aber nach der Lehre der Schulmedizin wertlos, da es sich um eine Viruserkrankung handelt. Bei Fieber ist strenge Bettruhe angesagt, vor allem für Jungen. Wegen der Gefahr der Orchitis sollten sie mindestens acht Tage lang das Bett hüten. Bei einer Hodenentzündung wird der Hoden hochgelagert und durch Borwasserumschläge gekühlt.

Behandlung

Bei der Behandlung von Mumps steht als erstes die Linderung der Schmerzen und Spannungen im Vordergrund. Ferner kann man mit der Homöopathie den Komplikationen vorbeugen oder diese heilen. Bei sehr starken Schmerzen ist es oft schwer ein Mittel zu finden, welches sowohl die Schmerzen lindert als auch die Schwelllung verrringert und Komplikationen vorbeugt. Dieses Problem finden wir jedoch mehr oder weniger bei allen Kinderkrankheiten, die mit Komplikationen verbunden sind. In solchen Fällen ist es duchaus sinnvoll zwei Mittel gleichzeitig zu geben, um dem kranken Kind wirklich umfassende Hilfe zu geben.

Aconit *(Acon.)*
ist ein wichtiges Mittel für das Anfangsstadium und kann den Verlauf sehr verkürzen. Es heilt in der Regel nicht aus, und ein Folgemittel wird häufig notwendig sein. Bei Aconit steigt die Temperatur schnell an, ohne daß es zu einem Schweißausbruch kommt. Der Puls ist schnell

und kräftig. Es besteht großer Durst auf Kaltes. Der Kranke ist unruhig und leidet sehr.

Belladonna *(Bell.)*
hat meist eine rechtsseitige, ziemlich umfangreiche Schwellung der Parotis. Die stechenden, schießenden Schmerzen kommen anfallsweise. Hier finden wir auch einen Wundheitsschmerz im Hals zusammen mit Schluckbeschwerden. Das Gesicht ist rot, die Augen sind blutunterlaufen, und klopfende Kopfschmerzen treten auf.

Pulsatilla *(Puls.)*
ist ein sehr wichtiges Mittel bei Mumps, besonders für die Hodenkomplikationen. Die Schwellung ist meist beidseitig. Wichtig ist die geistige Natur des kleinen Patienten. Entweder ist er von vornherein mild und weinerlich, oder er wird es erst durch die Krankheit. Magenbeteiligung ist die Regel bei Pulsatilla: Entweder besteht totale Durstlosigkeit, oder Durst auf Kaltes in sehr kleinen Mengen.

Pilocarpin *(Pil.)*
ist gekennzeichnet durch starken Speichelfluß und heftige Schmerzen. Es ist besonders hilfreich bei Erwachsenen.

Röteln

Rubeola, Rubella, German measles

Die Röteln gehören zu den leicht verlaufenden viralen Kinderkrankheiten mit punktförmigem Hautausschlag und Lymphdrüsenschwellung. Sie können bei Schwangeren bis Ende des 4. Monats die Rötelnembryopathie auslösen.

Geschichtliches

Die Röteln wurden erst 1786 und damit als letzte der klassischen Kinderkrankheiten beschrieben. Man hielt sie davor für eine besondere Form der Masern, daher rührt auch der englische Name.

Geschützter Personenkreis

- Röteln hinterlassen eine lebenslange Immunität. Ca. 94 % der gebärfähigen Frauen haben die Krankheit durchgemacht und die Hälfte von ihnen ohne irgendwelche Krankheitszeichen. Dies kann durch eine Bestimmung des Röteln-Titer abgeklärt werden.
- Der beste Schutz vor der Rötelnembryopathie besteht darin, Mädchen in Kontakt mit an Röteln erkrankten Kindern zu bringen.

Gefährdeter Personenkreis

- Bei Schwangeren im 1.–4. Schwangerschaftsmonat kann es zu einer Rötelnembryopathie kommen (Mißbildung des Kindes). Die einzige uns bekannte Möglichkeit, Schwangere und den Embryo vor der Krankheit zu schützen, besteht in der homöopathischen Prophylaxe, die genauestens in unserem Ratgeber HR4 „Der homöopathische Schutz bei Kinderkrankheiten" beschrieben ist.
  Wir haben sehr gute Erfahrungen bei Schwangeren gemacht, die keinen Röteln-Titer hatten und in den ersten vier Monaten mit an Röteln erkrankten Kindern zusammen kamen. Sie wurden sofort homöopathisch mit der Rötelnnosode behandelt und ihre Kinder kamen völlig

gesund zur Welt. Dies sollte aber ein erfahrener Homöopath durchführen.

- Frauen im gebärfähigen Alter, die als Kind gegen Röteln geimpft wurden und sich dadurch in scheinbarer Sicherheit wiegen.
- Die Röteln betreffen vor allem Kinder im Kindergarten- und Schulkindalter.

Wann sind die Röteln ansteckend?

Die Ansteckungsfähigkeit beginnt bereits 2–7 Tage vor Ausbruch des Ausschlags, wodurch die Krankheit so trügerisch für Schwangere wird, und dauert bis zu seinem Ende. Bei etwa 50% der Infizierten kommt es zur Antikörperbildung, ohne daß die Krankheit durchgemacht wurde.

Krankheitsverlauf

Die *Inkubationszeit* beträgt 1–3 Wochen, meistens 10 Tage.
Die Röteln beginnen plötzlich mit leichten Kopfschmerzen, manchmal Schüttelfrost und etwas Hals- und Gliederschmerzen. Diese Vorzeichen können aber auch ganz entfallen. Innerhalb von 24–36 Stunden zeigt sich der Hautausschlag zuerst am Gesicht, von wo er sich explosionsartig innerhalb weniger Stunden über den ganzen Körper ausbreitet. Die einzelnen roten, leicht erhabenen Paspeln sind kleiner als bei Masern und laufen nicht so zusammen. Die Rötung ist dunkler als bei Masern, jedoch heller als bei Scharlach.
Der Ausschlag dauert in der Regel 4–6 Tage. Bei seiner höchsten Blüte fällt das Fieber, falls es überhaupt vorhanden war. Bei leichteren Fällen tritt der Ausschlag kaum oder gar nicht in Erscheinung. Die Haut schuppt sich später kleieartig ab. Weitere charakteristische Symptome sind Lymphdrüsenschwellungen am Nacken und hinter den Ohren und Mandelentzündung, wobei der Rachen fast so rot wie bei Scharlach sein kann. Sobald der Ausschlag verschwindet, hören auch die Halsschmerzen auf. Die Lymphdrüsenschwellungen halten aber oft noch einige Tage danach an. Die Krankheit verläuft heutzutage manchmal so leicht, daß die Kinder – wie auch bei den Windpocken – gar nicht das Bett hüten müssen.

Komplikationen

Gehirnentzündungen sind bei Röteln selten, können aber sehr schwer verlaufen. Gelegentlich kommt es zur Lungenentzündung. Bei über der Hälfte der Erkrankten über 30 Jahre treten Gelenkbeschwerden auf, bei Kindern unter 10 Jahren kommt dies selten vor.

Behandlung

Rubeolinum *(Rub.)*
Bei einem sehr leichten Rötelnverlauf geben wir auf dem Höhepunkt der Krankheit, um den miasmatischen Hintergrund zu bereinigen, 1 x täglich eine Gabe Rubeolinum (Rötelnnosode) C/D 200, bis das Kind wieder gesund ist. Bei ausgeprägten Symptomen werden die angezeigten Mittel gegeben, und die Nosode Rubeolinum wird zum Abschluß 1x täglich je nach Schwere der Krankheit noch für 3–7 Tage gegeben.

Die am häufigsten verwendeten Mittel sind Aconit und Belladonna.

Aconit *(Acon.)*
wird gegeben, wenn das Fieber sehr schnell steigt, Kopfschmerzen, großer Durst und Unruhe vorhanden sind. Die anfänglichen Halsschmerzen können manchmal auch von Aconit beseitigt werden.

Belladonna *(Bell.)*
ist bei starken Hals- und Kopfschmerzen mit Blutandrang zum Kopf angezeigt. Der Rachen ist dunkelrot, das Blut klopft in den Schläfen und Halsschlagadern, das Gesicht ist gerötet. Hier kommt der Ausschlag langsam zum Vorschein.

Ferrum phosphoricum *(Ferr-p.)*
ist angezeigt, wenn das Fieber nicht so schnell und nicht so hoch steigt. Die restlichen Symptome ähneln aber sehr Aconit, jedoch milder.

Dulcamara *(Dulc.)*
kommt seltener zum Einsatz. Es ist wichtig bei Rücken- und Gliederschmerzen, besonders wenn ein akuter Stockschnupfen vorhanden ist. Sobald er anfängt zu fließen, tritt eine große Linderung der Schmerzen ein.

Cantharis *(Canth.)*
hilft bei dem starken Juckreiz, der in der Abschuppungsphase häufig auftritt, sowie bei der dadurch gleichzeitig entstehenden nervösen Reizbarkeit.

Apis *(Apis)*
kommt selten in Frage. Hier finden wir den Hals dunkelrot, aufgedunsen und glasig geschwollen, häufig mit stechenden Schmerzen, die zum Ohr und den Speicheldrüsen ausstrahlen. Eine allgemeine Hitzeunverträglichkeit und Durstlosigkeit vervollständigen das Bild.

Scharlach

Scarlatina

Scharlach ist eine durch A-Streptokokken hervorgerufene Infektionskrankheit mit Mandelentzündung und einem Hautausschlag, der sich später abschuppt.

Geschichtliches

In den letzten 50 Jahren ist der Scharlach seltener geworden und verläuft viel leichter als früher. Scharlach ist bisher die einzige infektiöse Kinderkrankheit, gegen die wegen der großen Nebenwirkungen nicht mehr geimpft wird. Damit ist der Scharlach ein klassisches Beispiel dafür, daß eine Infektionskrankheit durch die Verbesserung der Lebensverhältnisse an Gefährlichkeit verliert und nicht durch die Impfungen.

Bei allen Infektionskrankheiten, außer Pocken, wurde immer erst dann mit dem Impfen angefangen, wenn die Krankheiten begannen, seltener und leichter zu verlaufen: So erweckte es den Anschein, als wäre der Rückgang der Infektionskrankheiten den Impfungen zu verdanken (Quelle: Dr. Buchwald). Die Abnahme der Infektionskrankheiten ist also nicht in äußeren Gründen zu suchen, sondern liegt in der stabileren gesundheitlichen Verfassung der Kinder.

Geschützter Personenkreis

- Gestillte Kinder
- Kinder bis mindestens zum 1. Lebensjahr, deren Mütter Scharlach durchgemacht haben.
- Großeltern sind meist immun.
- Alle Personen, die Scharlach ohne unterdrückende Behandlung durchgemacht haben.
- Scharlach ist heutzutage keine sehr ansteckende Krankheit mehr. Es kommt häufig vor, daß nur ein Mitglied der Familie erkrankt.

- Kinder, die lange genug homöopathisch behandelt worden sind, erkranken entweder gar nicht an Scharlach oder nur sehr leicht.
- Erwachsene ab dem 30. Lebensjahr sind meistens immun.
- Eltern, die immun gegen Scharlach sind und ihr krankes Kind pflegen, können zwar eine Streptokokken-Mandelentzündung bekommen, jedoch keinen Scharlachausschlag.

Gefährdeter Personenkreis

- Kinder vom 5. – 15. Lebensjahr
- Kinder mit chronisch entzündeten Mandeln
- Scharlachkranke, die mit Penicillin behandelt wurden.
- Eltern von scharlachkranken Kindern, die keine Immunität gegen Streptokokken vom Typ A haben.
- Bei einem gut funktionierenden Immunsystem kommt es bei Eltern nur zu einer Mandelentzündung ohne Ausschlag.
- Menschen mit einem geschwächten Immunsystem und Hautverletzungen, auch Brandwunden, können in seltenen Fällen Wundscharlach bekommen ohne Mandelentzündung.
- Kinder mit chronisch entzündeten Mandeln werden eher zur toxischen Verlaufsform neigen. Diese „Drüsenkinder" erkranken in der Regel an allen ansteckenden Krankheiten schwerer.

Die Aufgabe der Mandeln

Die Mandeln sind Schutzorgane, die toxische Stoffe, wie sie durch Bakterien entstehen, neutralisieren. Die Entfernung der Mandeln ist daher keine Lösung, um Vereiterungen zu verhindern. Die Anlage dazu äußert sich zwar in den Tonsillen, aber sie ist in der Grundstruktur der seelisch-geistigen Konstellation des Kindes vorhanden. Früher oder später wird es Folgen geben, wenn die Ursache nicht behandelt wird. Jedes Organ hat nämlich in den Energiekörpern eine Entsprechung und dient dazu, uns die Energien der feineren Körper und der Seele mitzuteilen und auszudrücken. Die Mandeln fungieren als Filter, um das noch unschuldige Kind vor seinen negativen Energien zu schützen. Mit dem Beginn der Pubertät ist der Mensch so weit, daß er über sein Denkvermögen seine negativen Energien (Schwächen in der Struktur) umwandeln kann. Hier sehen wir, wie die konstitutionelle homöopathische Behandlung, besonders aber die miasmatische, heilend wirkt. Sie behebt die Schwächen in der Grundstruktur, so daß die kranken Mandeln wieder in gesundes Gewebe umgewandelt werden können.

Wann ist Scharlach ansteckend?

Im Winter ist die Ansteckungsgefahr größer. Die Ansteckungsfähigkeit ist weitgehend auf das akute Krankheitsstadium begrenzt. Aber auch die feine Abschuppung, die sich im letzten Stadium der Erkrankung bildet, konnte früher noch lange ansteckend sein. Das Krankenzimmer sollte also nach Scharlach einer gründlichen Frühjahrsreinigung unterzogen werden. Vorsicht auch bei Nahrungsmitteln im Krankenzimmer! Scharlach kann auch durch infizierte Lebensmittel wie Milch oder Eis übertragen werden. Meist geschieht die Erkrankung aber durch direkten Kontakt (Tröpfcheninfektion).

Im Rachen lassen sich beta-hämolysierende Streptokokken nachweisen.

Vielfach wird auf Grund von Streptokokken im Rachenabstrich sofort Penicillin verordnet, ohne daß irgendwelche Krankheitserscheinungen vorhanden sind. Dieser Test sagt aber gar nichts darüber aus, ob Scharlach im Anmarsch ist oder eine ganz normale Mandelentzündung. Manche Menschen tragen wochenlang Bakterien in sich, ohne daß eine Krankheit überhaupt zum Ausbruch kommen muß. Es kann sogar ein Ausdruck einer sehr guten Abwehrlage sein, z.B. bei Familienangehörigen von Scharlachkranken. Gerade derjenige, der heute keine Streptokokken aufweist, kann sie morgen bekommen, und der Scharlach kann sich aufgrund eines schlechten Allgemeinzustandes entwickeln. Es ist also sinnlos, diesen Test bei Familienmitgliedern von Scharlachkranken durchzuführen, im Gegenteil, er schürt die Angst, und die macht letztendlich krank. Außerdem werden gesunde Menschen unnötigerweise mit Penicillin belastet, welches ihre Konstitution schwächt. Die Bereitschaft, an Scharlach zu erkranken, ist heute relativ gering. Sie hängt stark vom Immunsystem des Menschen ab. Wir konnten vielfach beobachten, daß sich ungeimpfte Kinder mit einem guten Immunsystem bei Kontakt mit scharlachkranken Kindern meist gar nicht ansteckten oder nur sehr leicht erkrankten.

Fallbeispiel:
Eine Frau mit einem durch Impfungen stark geschwächten Immunsystem (zwei Polioimpfungen in der Embryonalphase und elf Polioimpfungen von der Kindheit bis zum Erwachsenenalter) steckte sich dagegen mit einer scharlachartigen Angina bei Erwachsenen an, die Antibiotika prophylaktisch gegen Scharlach genommen hatten und selber nicht erkrankten. In diesem Fall wurden sie durch die Antibiotika zu Krankheitsüberträgern.

Der Krankheitsverlauf

Die *Inkubationszeit* beträgt in der Regel 3–5 Tage, möglich sind 1–10 Tage. Die Krankheit dauerte früher mit der Abschuppung 3–6 Wochen, mit homöopathischer Behandlung dauert sie heute etwa eine Woche.
Der Scharlach verläuft heutzutage durch die vielen Antibiotikaeinsätze untypisch und beginnt nicht mehr so hochakut, ist dafür aber langwierig. Die Stärke der Krankheit ist jedoch in erster Linie von der Konstitution des Kindes abhängig. Je mehr ein Kind miasmatisch belastet ist, um so heftiger wird der Verlauf sein. Vor Ausbruch der Krankheit ist das Kind quengelig, apathisch, müde. Es fühlt sich nicht wohl in seiner Haut und mag nicht spielen. Wenn Scharlachfälle in der Umgebung auftauchen, reichen diese Zeichen dem Erfahrenen, um an Scharlach zu denken.
Bei Fällen, in denen sich die Krankheit zögernd entwickelt, folgen bald auf die Prodromalsymptome Halsbeschwerden. Es tut dem Kind weh beim Schlucken, seine Stimme wird rauh und undeutlich. Vielleicht

sieht man auch nur eine Schwellung unter dem Kieferwinkel, und die Halssymptome erfährt man erst durch Nachfragen.
Der klassische, heute seltene Scharlach verläuft meist plötzlich. Schüttelfrost, Übelkeit und häufiges plötzliches Erbrechen können dem Scharlach vorausgehen oder ihn begleiten. Auch Kopfschmerzen findet man fast immer. Am 2. Tag erreicht die Temperatur mit 40° C und höher ihren Höhepunkt, um dann über mehrere Tage *stufenweise* abzufallen. Der Puls zu Beginn des Scharlachs ist viel schneller als bei irgendeiner anderen Krankheit (120–140 oder sogar 160 Pulsschläge pro Minute).

Die Mandeln sind stark geschwollen, gerötet und oft stippchenförmig oder schmierig-gelblich belegt. Der Rachen und der weiche Gaumen sind fleckig oder flächenhaft auffallend dunkel gerötet (Exanthem).

Ganz am Anfang der Erkrankung ist die Zunge weiß belegt. Um den 3. Tag herum, wenn der Ausschlag am Körper wieder verblaßt, löst sich der Belag ab, und die Zunge wird hochrot. Aufgrund der entzündlichen geschwollenen Papillen wird die Zunge nun *„Himbeerzunge"* genannt. Bei Scharlach treffen wir aber eher die *„Erdbeerzunge"* an, bei der die starke Rötung vorhanden ist und die Papillen eher spitz sind. Die Himbeerzunge kommt dagegen auch bei vielen anderen Krankheiten vor. Die Papillen können sehr wund sein, besonders an der Spitze.

Am 2. Tag beginnt der *Hautausschlag* (Exanthem) mit einer Rötung am Hals und unter den Schlüsselbeinen. Er breitet sich über den Oberkörper und die Arme aus und erstreckt sich in den nächsten 24 Stunden auf den Unterkörper und die Beine, während er oben schon wieder verblaßt. Am stärksten zeigt sich der Ausschlag in den Hautfalten. Insgesamt dauert er nur etwa 2–3 Tage. Der Scharlachausschlag fühlt sich wie feines Sandpapier an. Er besteht aus dicht beieinander stehenden Einzelfleckchen von höchstens Stecknadelkopfgröße, die später zu einer Gesamtfläche verlaufen.

Manchmal bilden sich kleine mit weißgelblicher Flüßigkeit gefüllte Bläschen, die „Scharlachfrieseln". *Unter Druck mit dem Glasspatel verschwindet der rote Ausschlag, und die Haut wird gelb.* Bei keiner anderen Infektionskrankheit mit Ausschlag ist dieses Zeichen zu finden. Schon im Gesicht kann man die Scharlacherkrankung erkennen. Das ganze Gesicht ist fieberhaft gerötet, dabei ist die Gegend um den Mund ausgespart und bleibt blaß – *„blasses Munddreieck".*

Etwa am 8. Krankheitstag, manchmal auch schon früher, setzt die *Schuppung* ein, die bis zu acht Wochen anhalten kann. Sie beginnt wie der Ausschlag am Hals und erstreckt sich über den ganzen Körper. Nach 2–3 Wochen wird sie besonders deutlich an den Händen und Füßen, wo die kranken Kinder sich gerne ganze Fetzen abziehen.

In schweren Krankheitsfällen tritt in der Klinik beim Zusammenlegen von verschiedenen Streptokokkeninfizierten am Beginn der 3. Woche manchmal ein neuer Schub auf, den man als *Zweiterkrankung* bezeichnet. Die Temperatur steigt wieder, die Hals- und Unterkieferwinkeldrüsen schwellen wieder an, und eine leichte Angina kann sich entwickeln. Häufig kommt es zu einer Mittelohrentzündung; besonders gefürchtet sind Komplikationen an den Nieren und am Herzen in Form von Entzündungen. Heutzutage sind diese Zweiterkrankungen selten, da die Erkrankten wegen des leichten Verlaufs kaum mehr in Kliniken eingewiesen werden. Dort besteht die größte Gefahr, sich erneut anzustecken durch die therapieresistenten Bakterien.

Komplikationen

Keine andere Kinderkrankheit hat solche unangenehmen Folgen oder wird von so ernsthaften Komplikationen begleitet. Der Organismus wird oft sehr strapaziert und stellt die Kunst des Behandlers auf die Probe, deshalb müssen äußerste Sorgfalt und Aufmerksamkeit angewandt werden. Die hauptsächlichen Komplikationen betreffen folgende Organe bzw. Krankheitsfelder: Drüsen, besonders Speicheldrüse,

Mittelohrentzündung, Nieren, Rheuma, Herz, Lungen- oder Rippenfellentzündung, Hepatitis, Durchfall oder Ruhr. Nachdem sich die sozialen und die hygienischen Lebensbedingungen nach dem letzten Krieg verbessert haben, ist ein deutlicher Rückgang des rheumatischen Fiebers und der Herzmuskelentzündung beobachtet worden.

Differentialdiagnose *(Abgrenzung zu Masern und Röteln)*

In den ersten 8 Tagen läßt sich der Ausschlag unter dem Glasspatel deutlich wegdrücken. Dies ist bei Masern nicht möglich. Ferner sind typische Zeichen für Scharlach: die Blässe um den Mund herum, die Angina und die Himbeerzunge (siehe auch Tabelle auf Seite 74).

Allgemeine Maßnahmen

Beim Scharlach ist es sehr wichtig, die Haut zu schützen. Dies geschieht am besten durch Einölen mit einem guten pflanzlichen, biologischen Öl oder einer Fettcreme. *Durch die Bindung der Schuppen in der Genesungsphase wird auch die Ansteckungsgefahr vermindert.*
Ein scharlachkrankes Kind sollte möglichst nicht gebadet werden. Wenn es aus hygienischen Gründen absolut notwendig ist, dann nur in sehr warmem Wasser. Danach muß das Kind sofort warm eingehüllt werden. Kalte Bäder oder Packungen sind bei Scharlach und auch bei anderen Krankheiten absolut gefährlich. Sie drücken zwar kurzfristig die Temperatur herunter, aber es können sich danach auch Rheuma, Herzmuskel- und Nierenbeckenentzündungen einstellen, die dann nicht so leicht zu behandeln sind.
Das Krankenzimmer sollte gut gelüftet werden, ohne daß es zieht. Kerzen und Duftlampen sorgen zwar für eine schöne Atmosphäre, sollten jedoch nicht zu lange im Zimmer brennen, da sie zuviel Sauerstoff verbrauchen.

Ernährung

In leichten Fällen, ohne hohes Fieber und ohne Hautausschläge, wird das Kind ganz normal weiter essen wollen. Bei höherem Fieber jedoch

und allgemeinem Krankheitsgefühl sollte die normale Ernährung ein- bzw. umgestellt werden, da sie den Stoffwechsel unnötig belastet und zu Komplikationen führen kann. In der Naturheilkunde wird Milch, besonders für kleine Kinder, empfohlen.
Je nach Bedürfnis kann kalte oder warme Milch angeboten werden, die gegebenenfalls mit etwas Wasser verdünnt wird. Sie können auch stark verdünnte Sahne zum Trinken geben, je nach Wunsch warm oder kühl. Das Süßen der Milch oder Sahne mit Malz (Gersten- oder Reismalz) ist auch sehr förderlich für die Verdauung des kranken Kindes.

In Spanien gibt es den alten Brauch, das Zimmer eines scharlachkranken Menschen mit scharlachroten Tüchern auszuhängen. Dies soll dazu dienen, die Krankheit in ihrem Verlauf zu mildern und die Heilung zu beschleunigen. Wie wir sehen, kommt hier das homöopathische Ähnlichkeitsprinzip in der Anwendung der scharlachähnlichen Farbe zum Tragen. Es werden auch rote Fruchtsäfte für Scharlachkranke empfohlen, wohl aufgrund des Ähnlichkeitsprinzips, wobei die Himbeere an oberster Stelle steht. Wahrscheinlich hat sie eine besondere Beziehung zur Scharlachhimbeerzunge. Es können auch frische oder eingefrorene Hirnbeeren gegeben werden, wenn das Kind sie ohne Schmerzen schlucken kann.

In der Kräuterheilkunde wurde das reichliche Trinken von verdünntem Himbeeressig als ein sehr heilsames Mittel gegen Scharlach betrachtet. Gegebenenfalls kann dieses Getränk leicht mit Honig oder weißem Zucker gesüßt werden.

Wenn Ihr krankes Kind weder Milch noch Fruchtsäfte mag, so können Sie ihm auch einen Tee aus **Zinnkraut**, **Pfefferminzblättern** und **Süßholzwurzel** zubereiten: 1 gehäufter Teelöffel auf 1 Liter Wasser, einmal aufwallen und 10 Minuten ziehen lassen, 3 x täglich eine Tasse warm trinken.

Homöopathische Behandlung

Ipecacuanha *(Ip.)*
ist das erste Mittel, welches dem kranken Kind gegeben werden kann, auch wenn noch keine klaren Scharlachsymptome vorhanden sind. Dieses Mittel kommt in Frage bei unklaren Bauchbeschwerden wie Übelkeit und Erbrechen, welche gewöhnlich ganz plötzlich kommen und sehr kurz anhalten.

Belladonna *(Bell.)*
stellt die klassischen Symptome von Scharlach dar – roter Rachen und Mandeln zusammen mit dem roten Gesicht, klopfenden Halsschlagadern, blutunterlaufenen Augen und den schlimmen Schluckbeschwerden. Bei milden Fällen reicht oft Belladonna alleine aus, um den Scharlach auszuheilen. Der Rachen ist eher dunkelrot, der rote Hals trocken und zusammengezogen. Großer Durst, aber Schlucken fast unmöglich. Der Ausschlag sieht ganz glatt, rot und glänzend, später dunkler und marmoriert aus.

Aconit *(Acon.)*
paßt von seiner Natur zu einem hochakuten Zustand, der sehr schnell eintritt. Die Temperatur steigt rapide an. Der Puls ist schnell und deutlich, große Hitze, hellrote Mandeln, heiße trockene Haut, großer Durst. Das Kind ist unruhig, ängstlich und wirft sich qualvoll stöhnend und wimmernd im Bett hin und her. Diese beiden Mittel sind nach den ersten 1–2 Tagen nicht mehr angezeigt, sie kommen nur bei sehr heftigem Scharlachverlauf in Frage. Folgemittel sind meist notwendig, außer bei leichten Fällen: Sulfur, Bryonia, Gelsemium, Veratrum viride.

Bryonia *(Bry.)*
ist kein Mittel für das Anfangsstadium. Es zeigt sich frühestens nach 2–3 Tagen deutlich. Diese langsame Entwicklung ist so charakteristisch, vor allem der Ausschlag entwickelt sich sehr spät und zögernd. Dabei besteht starker klopfender Kopfschmerz, der sich durch Husten bzw. jegliche

Bewegung verschlimmert, sowie Übelkeit durch Bewegung. Ein wichtiges Mittel, wenn nach Aconit und Belladonna ein Rückfall durch unvernünftiges Eßverhalten ausgelöst wurde, oder wenn der Ausschlag nicht richtig rauskommt. Wenn dies aber im Zusammenhang mit hohem Fieber auftritt, dann sind oft Aconit und Belladonna angezeigt.

Gelsemium *(Gels.)*
ist schwerfällig dumpf. Das kranke Kind ist ruhig, lustlos, sein Gesicht geschwollen und aufgedunsen. Die Entkräftung zeigt sich ziemlich ausgeprägt. Oberflächlich gesehen könnte man es mit dem Ruhebedürfnis von Bryonia verwechseln. Aber die langsame Entwicklung von Bryonia sowie der große Durst fehlen. Der Gesichtsausdruck des Gelsemium-Kindes wirkt bei Beginn der Krankheit dümmlich oder dumpf. Der Puls ist klopfend, aber abdrückbar. Die Haut ist warm, aber nicht so heiß wie bei Aconit. Gelsemium ist passiv, mit passivem Blutandrang. Ein dumpfes Scharlachkind, das scheinbar Aconit oder Belladonna ist, könnte auch Gelsemium brauchen.

Veratrum viride *(Verat-v.)*
entwickelt sich zwar schnell, hat aber nicht die hochakuten Symptome von Aconit. Der Puls ist nicht so deutlich wie bei Aconit, daher abdrückbar, aber voll und fließend. Die Haut ist eher feucht und kann recht marmoriert aussehen. Veratrum viride hat nicht die starken Halssymptome wie Belladonna, aber ausgeprägte Gehirnsymptome sowie ein ständiges Rucken und Nicken des Kopfes. Die Unruhe von Aconit ist nicht vorhanden.

Mercurius solubilis *(Merc.)*
Mercurius ist angezeigt bei folgender charakteristischer Halssymptomatik mit Drüsenbeteiligung: Die Halsschmerzen sind mit starkem Wundheitsgefühl bis zur Geschwürbildung verbunden. Aus dem Mund strömt ein sehr fauliger, süßlicher Geruch. Die Zunge kann geschwollen, feucht und blau sein mit Zahneindrücken.

Apis *(Apis)*
ist gekennzeichnet durch schnelle und generalisierte Aufgedunsenheit und Schwellung des Halses. Der Schmerz ist scharf, brennend oder blitzartig einschießend, stechend. Das Gesicht ist auch aufgedunsen und meist blau. Harn- und Nierensymptome stellen sich früh ein. Durstlosigkeit, Verschlimmerung durch Hitze und Schlaf runden das Bild ab. Das Apis-Kind läßt seinen Hals nicht untersuchen, so schmerzhaft und empfindlich ist er. Unwillkürlicher Harnabgang, schmerzhafter Harndrang und immer wieder kleine Mengen Wasserlassen gehören zu den typischen Apis-Harnsymptomen. Bei der Hirnsymptomatik stehen das plötzliche Aufschreien durch Hirndruck und das Rollen des Kopfes an erster Stelle.

Rhus toxicodendron *(Rhus-t.)*
Hier entwickelt sich der Ausschlag langsam wie bei Bryonia oder nach Zurückdrängen des Ausschlags durch Nässe. Rhus-t. hat hohes Fieber, Müdigkeit, Halsgeschwüre, glänzende Zunge, Unruhe und allgemeine Schmerzen.

Arsenicum album *(Ars.)*
ist ein wichtiges Mittel bei Kindern, die sehr schwach und kraftlos wirken. Die Kinder sind voller Angst und Unruhe, und es geht ihnen von Tag zu Tag schlechter. Die Verschlechterungszeit ist am Nachmittag und kurz nach Mitternacht. Dann sind sie sehr unruhig, wachen auf und weinen. Der Puls ist schwach und fadenförmig, die Hände sind kalt und klamm, der Atem riecht eitrig, die Zunge, Lippen und Zähne sind mit Schleim bedeckt. Es paßt für sehr schwere Scharlachfälle und kommt heute kaum noch in Frage. Es deckt auch die Nierenkomplikationen beim Scharlach ab: Nierenentzündungen, wenig oder unterdrückter Urin, Brennen beim Wasserlassen, Wassereinlagerungen im Gesicht, in den Füßen und im Bauch, Eiweiß im Urin.

Die Genesung

Bei der Genesung ist auf größte Sorgfalt zu achten, da es in der 3. Woche zu der bereits beschriebenen Zweiterkrankung von Scharlach kommen kann, die vor allem bei schwereren Krankheitsverläufen sehr gefürchtet ist. Die größten Feinde in dieser Zeit sind Kälte und Feuchtigkeit. Es sollte längere Zeit von Baden, Duschen und Haarewaschen Abstand genommen werden. Dagegen ist es wohltuend, den Körper mit angewärmtem Pflanzenöl vorsichtig einzureiben, anschließend mit einem möglichst warmen, feuchten Schwamm abzureiben. Dadurch kommt das Kind schneller wieder zu Kräften, und der Organismus wird über die Haut mit lebensnotwendigen Vitaminen und Nährstoffen versorgt.

Auf die Ernährung ist für viele Wochen noch sorgfaltig zu achten. Süßigkeiten, Bonbons und reichliches Essen sollten gemieden werden.

Windpocken

Schaf-, Spitz-, Feuchtblattern, Varizellen

Windpocken sind eine sehr ansteckende, jedoch harmlose Viruserkrankung, die mit Bildung von Pöckchen auf der Haut einhergeht. Das Varicella- Zoster-Virus gehört zur Gruppe der Herpes Viren.

Geschichtliches

Die Windpocken kommen sporadisch, nicht epidemisch vor. Als die Pocken noch existierten, traten die Windpocken fast immer endemisch im Zusammenhang mit den Pocken auf. Dies ist aber die einzige Beziehung zwischen den beiden Krankheiten.

Geschützter Personenkreis

- Säuglinge, die über die Plazenta und durch die Muttermilch mütterliche Antikörper erhalten haben, erkranken nicht.
- Eine Erkrankung gibt lebenslange Immunität. Etwa 95% der Erwachsenen sind durch die durchgemachte Erkrankung immun.

Gefährdeter Personenkreis

- Kinder zwischen dem 3. und 10. Lebensjahr erkranken am häufigsten.
- In den ersten 21 Schwangerschaftswochen besteht für Embryos von Frauen, die die Windpocken nicht durchgemacht haben, Ansteckungsgefahr (angeborenes Varizellensyndrom). Bei einem Infekt kann es vier Tage vor und bis zu zwei Tagen nach der Geburt zu den sehr schwer verlaufenden nachgeburtlichen Windpocken kommen. Aufgrund der guten Immunlage der Bevölkerung gegen Windpocken kommt dies aber sehr selten vor.

Fallbeschreibung:
Bei einem Kind, dessen Mutter kurz vor der Geburt mit an Windpocken erkrankten Personen in Kontakt kam, wurde eine Windpockenimpfung mit abgetöteten Windpockenviren durchgeführt. Das Kind erlitt einen Zusammenbruch des Immunsystems, bekam Meningitis, wurde körperlich und geistig schwer behindert und starb mit etwa 2 ½ Jahren an der durch die Impfung erworbenen Immunschwäche.

Wann sind Windpocken ansteckend?

Windpocken können bereits zwei Tage vor Krankheitsbeginn hoch infektiös sein. Die Ansteckungsfähigkeit nimmt dann laufend ab und endet eine Woche nach dem letzten Ausbruch des Hautausschlages. Im Krustenstadium ist eine Ansteckung nicht mehr möglich.

Der Krankheitsverlauf

Die *Inkubationszeit* beträgt meist 12–18 Tage, max. 28 Tage.

Die *Krankheit* dauert etwa eine Woche; mit dem Abfall der Krusten ist nach zwei Wochen alles überstanden.

Bei Kindern ist ein Frühstadium selten, bei Erwachsenen eher möglich. Ein bis zwei Tage vor dem Hautausschlag beginnt es mit Kopfschmerzen, Magenbeschwerden, allgemeiner Unruhe und Abgeschlagenheit sowie leichtem Fieber. In sehr seltenen Fällen steigt das Fieber bis 40° C an. In der Regel zeigen sich die Bläschen sofort, und zwar an den Haarwurzeln und am Rumpf. Die Bläschen entwickeln sich innerhalb von wenigen Stunden zu voller Blüte. Ein charakteristisches Merkmal bei Windpocken ist der schubweise Verlauf des Ausschlags.
Die stecknadelkopf- bis erbsengroßen Pöckchen verteilen sich über den ganzen Körper, vor allem auf der Stirn und am Rumpf. An verschiedenen Stellen schießen gleichzeitig mehrere blaurote runde, leicht erhabene Flecken hervor, die sich in wenigen Stunden in Knötchen und Bläschen umwandeln. Die Bläschen haben oft eine zentrale Delle mit

wasserklarem oder getrübtem Inhalt und sind von einem roten Hof umgeben. Nach etwa zwei Tagen trocknen die Bläschen ein und verschwinden, oder es bildet sich eine gelbbraune Kruste, die nach ein bis drei Wochen abfällt. Der Juckreiz beim Abheilen ist erheblich, und durch Kratzen können dauerhafte Narben entstehen.
Bei den Windpocken finden sich alle Entwicklungsstadien des Hautausschlags nebeneinander wie ein „Sternenhimmel". Das Fieber beginnt zeitgleich mit dem Ausschlag und verläuft wie dieser schubweise. Heute treten die Windpocken immer häufiger ohne Fieber auf.

Komplikationen

Der Juckreiz kann so stark werden, daß sich durch Aufkratzen eine Sekundärinfektion entwickelt: Impetigo, Abszeß, Phlegmone, Erysipel usw. Der heftige Juckreiz sollte keinesfalls durch Puder etc. unterdrückt werden. Er ist durch eine homöopathische Behandlung sehr schnell in den Griff zu bekommen.
Selten kommt es zu Pseudokrupp und noch seltener zu Enzephalitis oder Enzephalopathie. In der Genesung, einer Zeit der Abwehrschwäche, flackert manchmal die tuberkulinische Veranlagung (Miasma) auf, die aber durch die miasmatische homöopathische Behandlung gut abgewendet werden kann.
Bei einem geschwächten Immunsystem kann es nach den Windpocken noch Jahre später zum Ausbruch einer Gürtelrose kommen.

Homöopathische Behandlung

Meist verlaufen die Windpocken so harmlos, daß sich eine Behandlung erübrigt. Folgende Mittel können jedoch bei Windpocken in Frage kommen:

Aconit *(Acon.)*
Dieses sonst so bewährte Fiebermittel kommt bei Windpocken wegen des vergleichsweise milden Verlaufs selten in Frage, nur bei plötzlichem hohen Fieber mit Angst und Unruhe.

Belladonna *(Bell.)*
Es hilft bei starken Kopfschmerzen, rotem Gesicht und roter heißer Haut. Müdigkeit gepaart mit Schlaflosigkeit ist vorhanden. Der Ausschlag entwickelt sich langsam. Die Haut kann eine blaurote Verfärbung annehmen und sehr gereizt sein.

Antimonium tartaricum *(Ant.-t.)*
Besonders wichtig, wenn der Ausschlag verspätet ist oder nicht nach außen kommt. In solchen Fällen kann die Lunge betroffen werden und sich eine Bronchitis mit Atemnot entwickeln. Das Kind ist sehr schläfrig, schlaff und schwitzt leicht. Eine leichte Übelkeit kann dazukommen. Die Bläschen sehen bläulich aus oder können auch eitrig werden.

Antimonium crudum *(Ant.-c.)*
Ein wichtiges Mittel für Husten, der in einem späteren Stadium entsteht. Das Kind ist schlecht gelaunt und mag nicht angesehen oder berührt werden.

Pulsatilla *(Puls.)*
Es ist hilfreich, wenn das Kind sehr weinerlich ist. Ihm ist übel, es mag nichts essen und trinken. Es möchte getragen werden, am liebsten an der frischen Luft. Der Juckreiz kann sehr quälend sein.

Calcium carbonicum und Silicea *(Sil.)*
Sollten die Halsdrüsen betroffen sein, kommt eines der beiden Mittel in Frage. Calcium folgt in der Regel gut auf Belladonna. Silicea wirkt gut nach Pulsatilla.

Cantharis *(Canth.)*
Bei starkem Juckreiz, der mit schmerzhaftem Brennen wie von Feuer verbunden ist. Berührung verschlimmert.

Dolichos *(Dol.)*
Bei quälendem Juckreiz, der durch die anderen Mittel nicht beeinflußt wurde oder als einziges Symptom auftrat, ist Dolichos ein hochgeschätztes Mittel.

Mercurius *(Merc.)*
ist wichtig, wenn eine Sekundärinfektion der Bläschen mit Vereiterung eintritt.

Rhus toxicodendron *(Rhus-t.)*
Der Ausschlag zeigt sich in großen Blasen und juckt sehr. Nachts ist das Kind sehr unruhig.

Sulfur *(Sulf.)*
beschleunigt den Heilungsprozeß. Offene Wunden heilen leichter zu. Dem Kind ist heiß, es mag keinen Kontakt mit Wasser.

Varicellinum *(Varic.)*
Bei Gefahr von Narbenbildung, vor allem am Rücken und im Gesicht, insbesondere wenn schlechte Laune überwiegt und das Kind ein Neinkind geworden ist, sollten von der Nosode in der C 200 zwei Tropfen jeden 3. Tag über einen Zeitraum von 2–3 Wochen gegeben werden.

Äußerliche Anwendungen

Calendula-Salbe
kann zur besseren Abheilung der Pöckchen eingesetzt werden.

Carbolicum acidum *(Carb-ac.)*
Sind die Wunden sehr groß, sollten der Salbe einige Tropfen Carbolicum acidum D 4 hinzugefügt werden.

Nosoden bei Kinderkrankheiten

Die Nosoden spielen eine wichtige Rolle bei der Behandlung von Kinderkrankheiten. Man soll sich aber davor hüten, sie routinemäßig einzusetzen. Sie können dann großen Schaden anrichten und besonders für empfindliche Patienten gefährlich werden. In der Inkubationsphase und bei den Frühsymptomen können die Krankheiten durch die Krankheitsnosode zu einem schlimmen vorzeitigen Ausbruch gebracht werden. Grundsätzlich darf eine Nosode nicht am Anfang einer akuten Krankheit, d.h. in der Entwicklungsphase, eingesetzt werden.

Welches sind die wichtigsten Einsatzbereiche von Nosoden?

1. Wenn das Similimum die Krankheit nicht aufhalten kann, ist die Krankheitsnosode notwendig. Das Similimum hilft erst, dann kommt es zum Rückfall und dann hat es keine Wirkung mehr. Jetzt kann die Nosode lebensrettend wirken. Am günstigsten ist eine Gabe der Hochpotenz C 1.000–10.000, selten C 200. Nach Bedarf wiederholen.
2. Für Fälle, die von Anfang an die gefährliche Richtung einschlagen und die klassischen Symptome der Krankheit aufweisen, brauchen wir die Krankheitsnosode, besonders dann, wenn kein Mittel deutlich angezeigt ist. Hier können LM-Potenzen in wiederholten Gaben genommen werden.
3. Nosoden kommen auch bei der Genesung in Frage, besonders wenn geistige Unausgeglichenheit oder sogar Gehirnreizungen vorhanden sind; C- und LM-Potenzen sind möglich, notfalls auch D-Potenzen.

Wie die Chakrablüten Essenzen die Behandlung von Kinderkrankheiten unterstützen können

Jeder Mensch hat bestimmte Schwachstellen in seiner Seele, seinem Körper, seinem Geist. Sie bedürfen besonderer Zuwendung und müssen gestärkt werden, z.B. wenn „Gefahr“ durch eine Krankheit in Verzug ist. An den Schwachstellen manifestiert sich die jeweilige Krankheit. Manchmal ist es nicht so leicht, das richtige homöopathische Mittel herauszufinden, weil sich die Krankheit noch nicht richtig entwickelt hat und noch keine eindeutigen Symptome aufgetreten sind. An dieser Stelle können die Chakrablüten Essenzen zum Einsatz kommen, die bisher schon vielen Menschen bei akuten Krankheiten geholfen haben.

Mitte der Neunziger Jahre haben wir die ersten Blütenessenzen entdeckt und ihre Wirkung auf die Chakren festgestellt. Chakren sind Energiezentren in unserem feinstofflichen Körper, über die Körper, Geist und Seele mit kosmischer Nahrung bzw. Energie versorgt werden. Es gibt sieben Hauptchakren, die zwischen dem Ende der Wirbelsäule und dem Scheitel befinden. Wenn unsere Chakren blockiert sind, so ist auch die Zufuhr der nährenden Kraft unterbrochen und die Organe und Hormondrüsen, die über die Chakren versorgt werden, sind geschwächt und können sich weniger gut gegen Krankheitseinflüße wehren. Durch die Stärkung des jeweiligen Chakras geraten alle Energien, Säfte und Kräfte wieder ins Fließen und in Harmonie, so daß unser Selbstheilungssystem mit krankmachenden Widrigkeiten gut fertig wird.

Die Chakrablüten Essenzen sind eine wertvolle Ergänzung zur Homöopathie und vermögen das Immunsystem über die einzelnen Chakren zu stärken, während die homöopathischen Mittel sehr spezifisch gegen ganz bestimmte Krankheiten eingesetzt werden. Eltern können so ihr Kind sicher durch die Krankheit begleiten und auf diese Weise seine Entwicklung fördern.

Die Chakrablüten Essenzen werden nach der Sonnenmethode ähnlich sie die Bachblüten hergestellt. genauso wie homöopathische Mittel an gesunden Menschen gründlich geprüft und können dann, nach der Ausarbeitung der Wirkungsweise der einzelnen Blüte, ganz spezifisch bei Menschen, Tieren und Pflanzen eingesetzt werden. Sie werden auf Alkohol- oder Quellwasserbasis hergestellt. Letztere eignen sich besonders für Kinder, bei schwereren Krankheiten und für Tiere. Jede Essenz beinhaltet nur eine Blüte.

Dosierung

Die Tropfen werden direkt aus der Flasche mit Hilfe einer Tropfpipette auf den Handrücken getropft und dann abgeleckt oder in den Mund getropft. In der Regel genügt ein Tropfen pro Tag.
Die Essenz kann wiederholt werden, wenn Ihr Kind nach mehr verlangt, oder sobald Sie spüren, daß die Wirkung nachläßt.
Je akuter der Zustand, desto häufiger soll die Essenz wiederholt werden.
Manche Menschen brauchen mehr als einen Tropfen pro Einnahme.

Die Herzchakra Essenz *(Moorsteinbrech)*
Wenn Kummer oder Sorgen die Lebensfreude dämpfen, kann sich leichter ein Infekt anbahnen. In diesem Sinne vermag die Herzchakra Essenz über das Herz das Immunsystem zu stärken. Sie eignet sich für Kinder, die krank werden, weil sie unter der Trennung der Eltern leiden oder einen Elternteil verloren haben. Sie haben ein großes Bedürfnis nach Harmonie und liebevoller Geborgenheit. Wenn ihre Herzenswünsche nicht erfüllt werden, können sich Krankheiten entwickeln. Husten

oder Herzbeschwerden sowie bläuliche Lippen, Hände oder Füße können ein Hinweis auf die Essenz sein. Diese Kinder neigen auch zu Alpträumen oder haben Angst im Dunkeln.

Leberchakra Essenz *(Rotviolette Distel)*
Kinder mit einer geschwächten Leber sind eher anfällig für ansteckende Krankheiten. Sollte beispielsweise Ihr Kind plötzlich einen schlechten Mundgeruch oder eine gelbliche Haut entwickeln und eine unausstehliche Laune haben, so könnte sich auf dieser Basis ein Infekt anbahnen. Auch Ärger, ungesunde Ernährung (Fast Food; unregelmäßige Mahlzeiten, etc.) und Medikamente können schwächen und eine Ansteckung fördern. Hier hat sich die Leberchakra Essenz schon oft als Hilfsmittel erwiesen. Sie fördert die Entgiftungsfunktion der Leber und bietet dem Ärger ein Ventil, so daß Ihr Kind wieder zu guter Laune zurückfindet.
Bei qualvoll juckenden Hautausschlägen kann die Leberchakra Essenz neben der innerlichen Verabreichung auch äußerlich als Spray oder Salbe eingesetzt werden.

Essenz des Blauen Strahls *(Blauroter Steinsame)*
Sollten die ersten Krankheitszeichen im Hals beginnen oder sich die Krankheit dort manifestieren, so ist an den Blauen Strahl zu denken. Diese Essenz wirkt auf das Halschakra. Durch die dortige Stimulierung des Immunsystems können Halsbeschwerden im weitesten Sinne und Hustenreiz, der im Kehlkopf liegt, günstig beeinflußt werden.

Juwel der Essenzen *(Blauregen)*
Sollte das Stirnchakra gestört sein, so können sich Kopfschmerzen im Bereich der Stirn und Nasennebenhöhlenentzündungen entwickeln. Viele der klassischen Kinderkrankheiten beginnen mit Schnupfen und Kopfschmerzen. In diesem frühen Stadium könnte das Juwel einen schweren Krankheitsverlauf abmildern.

Der Kelch des Lebens *(Ackerhornkraut)*
Nach der indischen Chakrenlehre liegt das Immunsystem im 2. Chakra, dem Sexualchakra. Dies kann durch die Essenz Kelch des Lebens gestärkt werden. Streß ist einer der größten krankheitsauslösenden Faktoren in unserer Gesellschaft - inzwischen auch schon für Kinder. Wenn wir unsere innere Zuversicht verloren haben, können wir krankmachenden Faktoren schutzlos ausgeliefert sein. Erkrankungen der Lunge oder Verdauungsorgane können die Folge sein.
Hier kann der Kelch des Lebens das Immunsystem stärken. Auch kann diese Essenz bei hohem Fieber hilfreich sein sowie bei ansteckenden Krankheiten, die sich lange hinziehen, weil das Immunsystem so geschwächt ist.

Dosierung: 1–2 Tropfen vom Kelch des Lebens können die Ansteckungsgefahr herabsetzen, sollte sich eine ansteckende Krankheit in Ihrem Umfeld befinden.

Solarplexus Essenz *(Kohllauch)*
Diese Essenz ist besonders im Sommer angezeigt für Kinder, die mit Sonne und Hitze nicht zurecht kommen und zu Durchfall neigen. Häufig wissen sie nicht, welche Lebensmittel ihnen gut tun und welchen ihnen schaden. Auch reagieren sie bei emotionalen Frustrationen mit Magenbeschwerden, Appetitlosigkeit oder verdrängen ihren seelischen Kummer durch unkontrolliertes Essen.
Die Solarplexus Essenz wirkt auf das Sonnengeflecht, das größte Nervenzentrum unseres Körpers. Dadurch kann sie zu einem harmonischen Verhältnis mit Sonne und Hitze beitragen und Magen und Darm beruhigen.

Dosierung: 1–3 mal täglich 1 Tropfen vor dem Essen einnehmen.

Moorfee Essenz *(Sumpfdotterblume)*
Diese Essenz ist sehr wichtig, wenn das Immunsystem durch Impfungen belastet ist. Die Impfungen, besonders die Mehrfachimpfungen, stellen einen enormen Streß für das empfindliche Immunsystem eines Babys und Kleinkindes dar. Vor allem mit der Moorfee Essenz und Moorfee Salbe haben wir in den letzten Jahren erstaunliche Erfolge bei hunderten Betroffenen beobachten dürfen. Die Moorfee Salbe kann - auf die Impfeinstichstelle aufgetragen - als Test dienen, um festzustellen, ob sich Impfbelastungen im Körper befinden und wie stark sie sich ausgewirkt haben.
Die Salbe sollte über einen längeren Zeitraum alle paar Tage bis einmal wöchentlich auf die vermutlichen Impfeinstichstellen aufgetragen werden. Nur dort, wo tatsächlich geimpft wurde, tauchen Reaktionen auf. Wenn das Immunsystem erst einmal von den Impffolgen befreit ist, wozu die Moorfee Salbe den ersten Impuls geben kann, wird Ihr Kind wesentlich widerstandsfähiger. Allerdings kann sich dieser Heilungsprozeß über einige Jahre erstrecken.
Reaktionen auf die Moorfee Salbe können sich sofort oder erst nach einigen Tagen zeigen *(siehe Surya 25, Moorfee-Studie)*.

Dosierung: Die Moorfee Salbe morgens und abends auf die Impfeinstichstellen auftragen, zusätzlich die Moorfee Essenz 2x täglich innerlich einnehmen.

Zell Essenz
Die zellregenerierenden Eigenschaften dieser Essenz kommen bei Hautausschlägen gut durch die Zellsalbe spezial zum Ausdruck. Zusätzlich kann die Essenz bei starkem Juckreiz innerlich eingenommen werden.

Magnetische Essenz
Sie ist nach schwereren Krankheiten wichtig, um den Menschen aufzubauen und ihm wieder Kräfte zufließen zu lassen.

	Keuchhusten	**Masern**	**Mumps**
Erreger	Bacterium Bordetella pertussis	Masernviren	Mumpsviren
Übertragung	leicht, Tröpfcheninfektion über mehrere Meter	leicht, "fliegende" Tröpfcheninfektion	Tröpfchen- und Kontaktinfektion, nicht so ansteckend
Altersgruppe	80% im Vorschulalter; gestillte Säuglinge, deren Mütter Keuchhusten hatten	1–11 Jahre, keine gestillten Säuglinge	besonders Schulkind selten Erwachsene, gestillte Säuglinge ni
Inkubationszeit	1–2 Wochen	8–14 Tage	12–21 Tage
Ansteckungs-fähigkeit	die ersten 6–9 Wochen	im katarrh. Vorstadium sehr groß bis Beginn des Ausschlags	während der akuten Erkrankung
Immunität	läßt im Alter nach	meist lebenslang	meist lebenslang
Verlauf	1. Katarrhal. Stadium (10–12 Tage) mit Husten, besonders nachts 2. Konvulsives Stadium (3–6 Wochen) mit typischen Keuchhusten-anfällen mit vorgestreck-ter Zunge, Blauwerden, Würgen, Erbrechen 3. Abnahme: 3.–9.Woche Husten läßt nach, nur noch Bronchitis, nicht mehr ansteckend	1. Frühstadium (3–5 Tage): Husten, Schnupfen, Angina mit langsam steigendem Fieber, typisch: verquollenes Aussehen; rote Augen; 1–2 Tage weiße Flecken auf Mundschleimhaut. 2–3 Tage nach Beginn: Kurzfristiger Fieberabfall, anschließend Anstieg über 39°. 2. Ausschlag im Gesicht und hinter den Ohren, wandert nach unten, hellrote, leicht erhabene Flecken; nach 1–2 Tagen zusammenflie-ßend. 3–4 Tage später: Ausschlag weg, dann Abschuppung.	Fieber, Schwellung der Ohrspeicheldrüse, meist einseitig; nach 1–3 Tagen wechselt die Seite; dauert 5-8 Tage.
Komplikationen	Lungenentzündung, Hirnschädigungen	„nach innen geschlagene Masern" mit Lungen-, Mittelohr- und Gehirnentzündung	selten: Entzündung v Hoden, Ovarien, Pankreas, Schilddrüs Brust, Muttermund
Folge-krankheiten	Bronchiektasien, Tbc	Aktivierung des tuberkulinischen Miasmas.	Steriliät, Taubheit, Abszeß am Hals
Differential-diagnose	bakteriologische Untersuchung des Rachenabstrichs	Im Gegensatz zu **Scharlach:** kein Ausschlag an Handteller und Fuß-sohlen. **Zu Röteln**: keine Lymph-knotenschwellung, aber weiße Flecken im Mund, Fieber 6-8 Tage	

Röteln	Scharlach	Windpocken
Rötelnviren	Streptokokken	Varizellenviren
Tröpfcheninfektion, nicht so ansteckend	Tröpfcheninfektion, nicht so ansteckend	sehr leicht, durch den Wind
v.a. 3.–10. Lebensjahr, selten Erwachsene, keine gestillten Säuglinge	5–15 Jahre, Erwachsene und Säuglinge fast nie	1–10 Jahre, keine gestillten Säuglinge
8–21 Tage	1–10 Tage	12–18 Tage
2–4 Tage vor dem Ausschlag bis zum Abklingen	von Beginn bis Ende der Abschuppung	einen Tag vor und während des Ausschlags
lebenslang	lebenslang	lebenslang
mäßiges Fieber, leichter Schnupfen, nach 2 Tagen Ausschlag für 2–4 Tage, beginnt hinter den Ohren, dann Gesicht und übriger Körper Lymphknotenschwellung im oberen Nacken, Achselhöhlen, Leistenbeugen und Kieferwinkel Fieber und Lymphknotenschwellungen dauern 1–2 Wochen	1. Frühstadium: hohes Fieber, Kopf- und Gliederschmerzen, Schluckbeschwerden, Schüttelfrost, Erbrechen, scharlachroter Rachen, geschwollene weiß belegte Zunge. Am 3.Tag Himbeerzunge 2. Stadium: Ausschlag: (2.–6. Tag): stecknadelkopfgroß, dichtstehend, erst Hals und Brust, dann übriger Körper, hochrot 2.–3. Woche: kleieartige Abschuppung. Ausschlag verschwindet unter Druck eines Glasspatels.	Beginn: leichtes Fieber und Hautausschlag auf den Schleimhäuten, kleine rote Flecken, später am ganzen Körper und Kopfhaut. Bläschenbildung, nach 3–4 Tagen Eintrocknen zu Krusten, starker Juckreiz.
kommen praktisch nicht vor. Röteln im 1.–3. Monat bei Schwangeren können Mißbildungen oder Absterben des Embryos auslösen	Mittelohr-, Nieren-, Hirnhaut-, Herzmuskel- und Herzinnenhautentzündung. Rückfälle durch Penizillin, unterdrückt Antikörperbildung	Eiterung durch Aufkratzen, Narbenbildung, Pseudokrupp
Mißbildung des Embryos	Schädigung der betroffenen Organe	sehr selten Infektionen oder Gehirnkrankheiten
Lymphknotenschwellung, fehlt bei Masern	Ausschlag an Handtellern und Fußsohlen, fehlt bei Masern; Streptokokken im Rachenabstrich auch bei Angina	

Differentialdiagnose

Anhand dieser Tabelle können Sie im Anfangsstadium einer Krankheit die wesentlichen Symptome klar erkennen und die richtige Diagnose leichter stellen. Sehen Sie sich besonders den Mundraum, das Gesicht und den Ausschlag Ihres Kindes an.

Hauptsymptome von Masern – Scharlach – Röteln			
	Masern	Scharlach	Röteln
Mundraum	kleine weiße Stippchen an der Wangenschleimhaut (Koplikscher Flecken)	Angina; scharlachroter Rachen; Zunge zuerst weiß belegt, Himbeerzunge ab 3.Tag	unauffällig
Gesicht	gerötete, verquollene Augen	Gesicht fieberhaft gerötet, aber um den Mund blaß	Schwellung der Kieferwinkel- und Nackendrüsen
Lokalisation des Ausschlags	beginnt im Gesicht und hinter den Ohren; dann ganzer Körper	beginnt an Hals und Brust	beginnt hinter den Ohren, dann Gesicht, Arme, Rumpf, Beine
Aussehen des Ausschlags	hellrote, kleine Pünktchen; später braunrot und zusammenfließend	einstfleckige Rötung, Ausschlag läßt sich wegdrücken, später kleieartige Abschuppung	kleine rosarote Flecken mit hellem Hof, verschmelzen nicht
Sonstiges	nach dem zweiten Fieberanstieg Hautausschlag	hohes Fieber	mäßiges Fieber und leichter Schnupfen; Lymphdrüsenschwellungen

hr persönliches Heilungsprotokoll

\uf dieser Seite können Sie den Krankheitsverlauf und die Behandlung Ihres
Kindes festhalten:

rankheit:

atum	Uhrzeit	Symptome	Mittelgabe	Veränderungen

Entwicklung nach überstandener Krankheit: z.B. laufen oder sprechen gelernt, weniger Ängste, bessere Konzentration, selbstbewußter, kontaktfreudiger, mehr Lebensfreude, aufgeschlossener, mag gesünderes Essen (Rohkost, Salat, Obst), braucht weniger ungesunde Schleckereien, ißt weniger, hat mehr gesunden Appetit

Die homöopathische Prophylaxe

SURYA e.V., die im Jahre 2001 gegründete Gesellschaft zur Verbreitung der Homöopathie, hat sich die Bekanntmachung, Erforschung und Weiterentwicklung der homöopathischen Prophylaxe zum Ziel gesetzt! Der homöopathische Schutz vor ansteckenden Krankheiten ist seit 200 Jahren bekannt und hat sich bestens bewährt. Wir möchten ihm wieder den Platz verschaffen, der ihm gebührt.
Mit Ihrer Mitgliedschaft und Ihrer Spende können Sie einen entscheidenden Beitrag zur Verbesserung der Gesundheit aller leisten. Die Homöopathie schützt uns vor gefährlichen Krankheiten, indem sie unser Selbstheilungssystem aktiviert, anstatt es zu bekämpfen, und ist frei von Nebenwirkungen.

Vor jeder Prophylaxe wird der aktuelle und chronische Gesundheitszustand erfragt. Mögliche Kontraindikationen werden ausgeschlossen, um einen sicheren und nebenwirkungsfreien Schutz zu gewährleisten. Mit dieser Methode ist es möglich, neben der Grippe auch vor anderen ansteckenden Krankheiten zu schützen wie z.B. Scharlach, Borrelliose, Salmonellose etc.
Zeitpunkt und Art des Schutzes werden in einem Prophylaxepaß dokumentiert.

Bei Interesse an einem Schutz vor Grippe, Kinder-, Tropen- oder berufsbedingten Infektionskrankheiten können Sie sich an von Surya ausgebildete Homöopathen wenden, die Sie auf der Webseite www.lage-roy.de finden.

Homöopathische Ratgeber

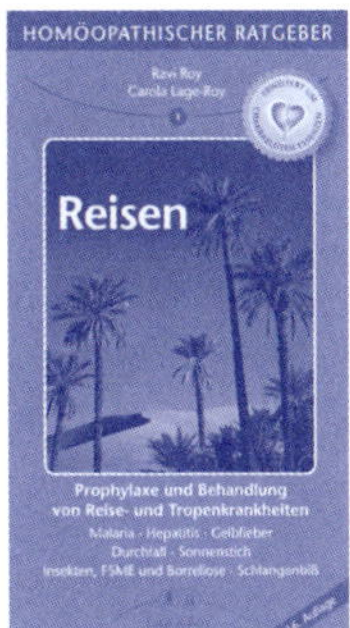

HR 1 – Reisen

Für Ausflug, Fernreise, Trekking-Abenteuer oder Geschäftsreise. Homöopathie bietet einen verantwortungsbewußten, gesundheitsverträglichen Schutz vor Reisekrankheiten, Malaria, Borreliose etc.
Enthält die Beschreibungen der wichtigsten Chakrablüten Essenzen für Reisende.

Mit praktischen Reitern zum schnellen Auffinden.
Im handlichen Westentaschenformat 168 Seiten,
16., überarbeitete Auflage 2017
ISBN 978-3-929108-77-1

HR 2 – Notfälle

Ein Standardwerk in der 12. Auflage, das in keinem Haus fehlen sollte. Hilfreich bei der homöopathischen Operationsvorbereitung. Es setzt sich mit allen Arten von Verletzungen, Vergiftungen, Verbrennungen (Baumwollhauttransplantations Methode), Knochenbrüchen und Schutz vor Tetanus auseinander.

88 Seiten, 14. Auflage 2019
ISBN 978-3-929108-02-6

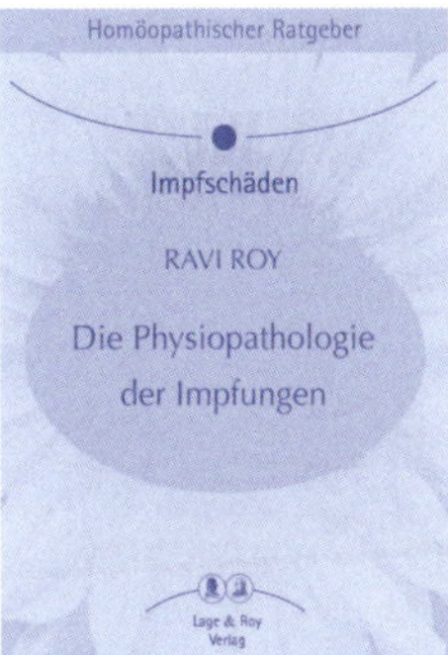

HR 3
Die Physiopathologie der Impfungen

Hier erfahren Sie, welche Krankheiten durch toxische Impfzusatzstoffe und Pathogene entstehen. Eine große Klarheit in den aktuellen Stand der Impfthematik bringen die gut recherchierten Hintergründe über Edward Jenner, den Erfinder der modernen Impfungen.

176 Seiten, 1. Auflage 2021
ISBN 978-3-929108-27-9

HR 5
Grippe Erkältungskrankheiten

Schnupfen, Husten und Halsschmerzen. Oft kann eine Grippe folgen. Homöopathie gibt uns zum Schutz davor sehr bewährte Mittel. Die homöopathische Grippeprophylaxe mit vier möglichen Mitteln wird genau beschrieben.

152 Seiten, 7. Auflage 2017
ISBN 978-3-929108-05-7

HR 6
Schwangerschaft

Gerade in der nebenwirkungsfreien Schwangerschaftsbehandlung liegt eine Domäne der Homöopathie. Sie wirkt in liebevoller Weise heilsam auf die Erbanlagen der Mutter, wodurch dem Kind eine gesündere Basis für sein ganzes Leben gegeben wird. Risiken von Routineuntersuchungen.
Zum ersten Mal wird die Behandlung der Rhesusfaktorunverträglichkeit gezeigt.

160 S., 12., überarbeitete Auflage 2008
ISBN 978-3-929108-06-4

HR 7
Geburt

Der Wunsch nach einer natürlichen schmerzfreien Geburt setzt sich immer mehr durch. Dieser Ratgeber wendet sich an werdende Mütter, Hebammen und Therapeuten, die diese Vorstellung verwirklichen möchten.

80 Seiten, 5. Auflage 2005
ISBN 978-3-929108-08-9

Bücher aus dem Lage & Roy Verlag

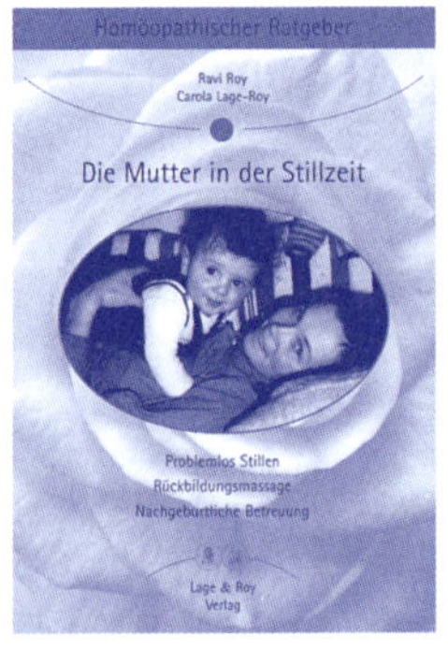

HR 8 – Die Mutter in der Stillzeit

Die Muttermilch ist durch nichts zu ersetzen, deshalb ist die Stillzeit auch so wichtig und bildet die Basis für ein gesundes Leben. Mit Hilfe der Homöopathie kann die Mutter erfolgreich und lange stillen. Erstmals beschrieben wird die traditionelle „Indische Wochenbettmassage".

104 Seiten, 2. Auflage 2021
ISBN 978-3-929108-28-3

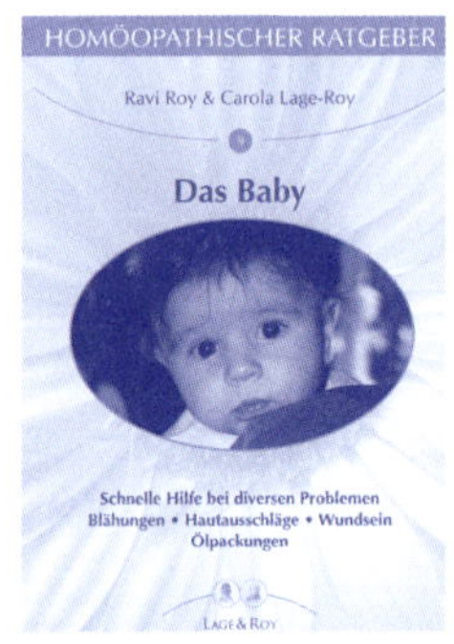

HR 9 – Das Baby

Ein Ratgeber für Eltern, Hebammen und Therapeuten. Er beschreibt häufige Beschwerden und Krankheitszustände des Babys bis ins Kindergartenalter und leistet praktische Hilfe auch bei zu früh Geborenen. Mit vielen Tips und Rezepten für eine gesunde Säuglingsnahrung.

110 Seiten, 3. Auflage 2021
ISBN 978-3-929108-29-3

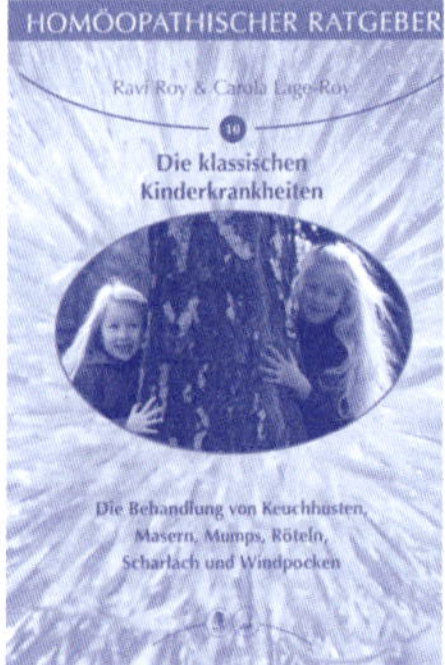

HR 10 Die klassischen Kinderkrankheiten

Kinderkrankheiten sind für die Entwicklung des Kindes sehr wichtig. Sie stärken das Selbstvertrauen und die Abwehrkräfte für das ganze Leben. Eltern und Therapeuten hilft dieser Ratgeber den Heilungs- und Entwicklungsprozeß des Kindes homöopathisch zu begleiten.

80 Seiten, 9. Auflage 2021
ISBN 978-3929108-23-1

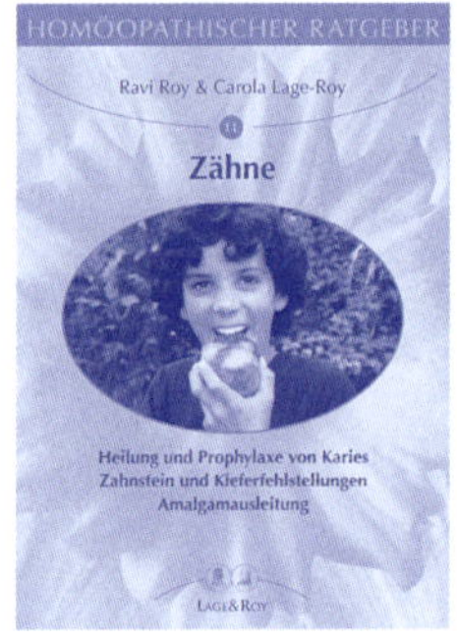

HR 11 – Zähne

Mit Homöopathie Karies, Zahnstein und Kieferfehlstellungen verhindern bzw. heilen! Kariesprophylaxe, Alternativen zu Fluortabletten. Wie Sie die Angst vor dem Zahnarzt überwinden können.
Mit Organzuordnungstabelle der Zähne.

80 Seiten, 10. Auflage 2017
ISBN 978-3-929108-11-8

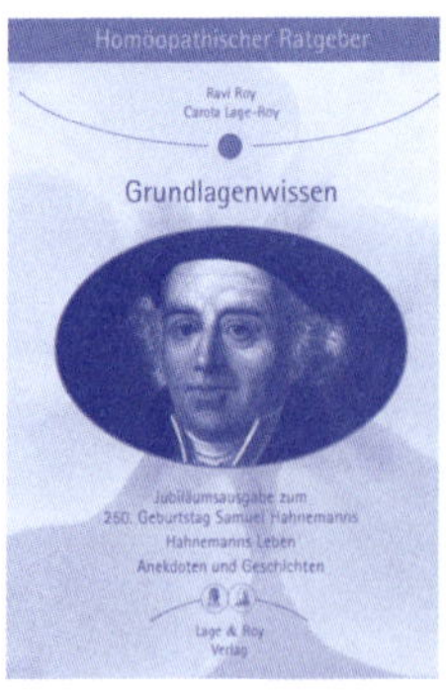

HR 12 Grundlagenwissen

Eine spannende und liebevoll verfasste Biografie Samuel Hahnemanns, dem Begründer der Homöopathie, vermittelt seine Philosophie und das Basiswissen. Mit praktischen Anweisungen zur Kunst der Fallaufnahme, Repertorisation, Mittelwahl, Weiterbehandlung.

144 Seiten, 5., erw. Auflage 2005
ISBN 978-3-929108-12-7

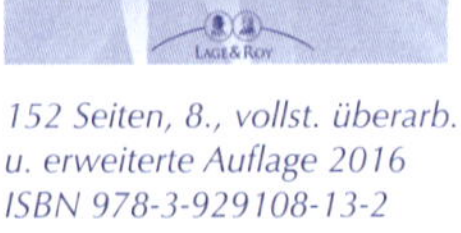

HR 13 Schutz vor Strahlenbelastung – Radioaktivität, Röntgen und Sonne

Radioaktivität ist und bleibt Thema. Wir müssen lernen, damit zu leben. Hier finden Sie Hinweise zum Schutz und zur Behandlung. Wertvolle Tips zu Ernährung und allgemeinen Verhaltensmaßnahmen. Mit Arzneimittelbildern der Radioaktivitätsmittel, Fallbeispielen und Chakrablüten Essenzen.

152 Seiten, 8., vollst. überarb. u. erweiterte Auflage 2016
ISBN 978-3-929108-13-2

Von Carola Lage-Roy und Ravi Roy

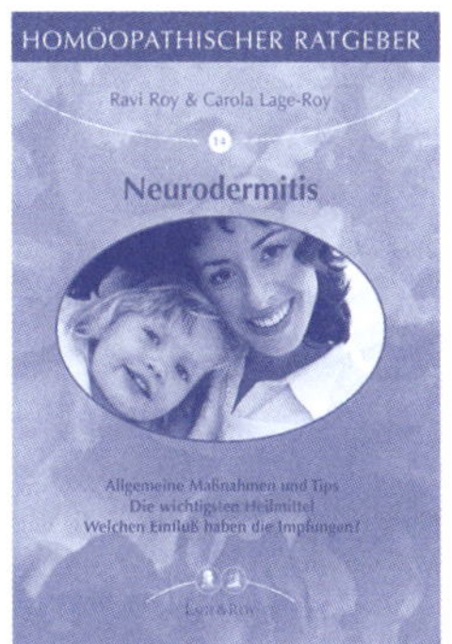

72 S., 7. Auflage 2008
ISBN 978-3-929108-14-9

HR 14
Neurodermitis

Die Homöopathie bietet Möglichkeiten, dieses als schwer heilbar geltende Leiden zu heilen. Hier finden Sie die wichtigsten 15 Mittel. Auf den Einfluß von Impfungen, besonders der Polioimpfung, wird anhand von Fallbeispielen eingegangen.

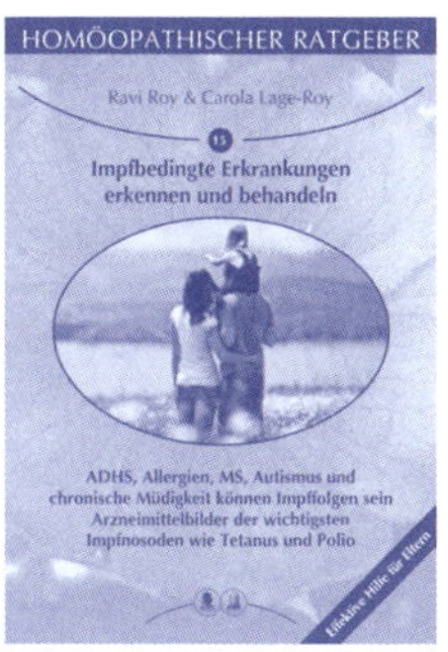

168 Seiten, 8., vollst. überarbeitete Auflage 2015
ISBN: 978-3-929108-54-5

HR 15
Impfbedingte Erkrankungen erkennen und behandeln

Impfungen können ein enormes Maß an chronischen Krankheiten nach sich ziehen. Die Anzahl der Impfungen, v. a. der Mehrfachimpfungen, hat rasant zugenommen und ebenso die Impffolgen. Oft können diese Folgen durch Einsatz der Impfstoffnosoden und anderer Mittel wieder in Ordnung gebracht werden.

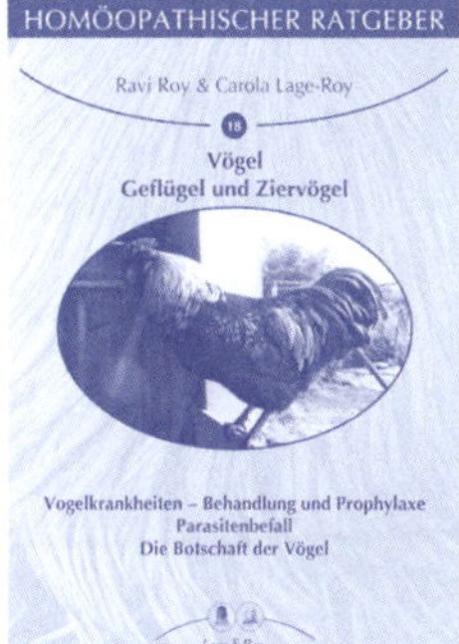

80 Seiten, 3. Auflage 2021
ISBN 078-3-929108-18-7

HR 18 – Vögel

Dieser Ratgeber hilft bei der homöopathischen Krankheitsprophylaxe, Aufzucht und Pflege von Hühnern, Truthähnen, Gänsen, Enten, Sing- und Ziervögeln. Hier sind die wichtigsten Krankheiten beschrieben und die homöopathischen Maßnahmen aufgezeigt.

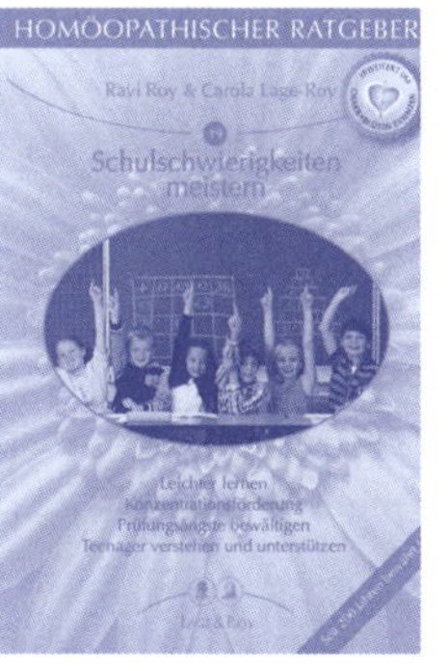

128 Seiten, 7., überarbeitete Auflage 2019
ISBN 978-3-929-108-19-4

HR 19
Schulschwierigkeiten

Burn-Out und Streß kommen bereits in der Schule vor. Dieser Ratgeber wendet sich an alle Lernenden, die ihr Gedächtnis verbessern möchten. Er zeigt auf, wie das Lernen mit Hilfe der Homöopathie wieder leichter wird. Enthält auch Mittel für überforderte Eltern und Pädagogen.
Mit Symptomenverzeichnis!

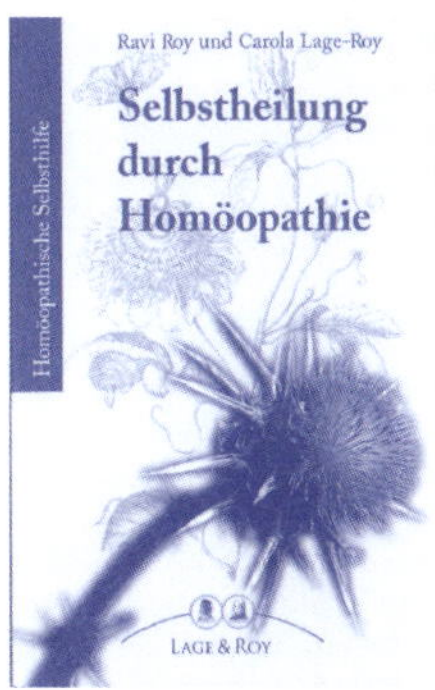

Wieder neu aufgelegt!
416 Seiten, 2. Auflage 2014
ISBN 978-3-929108-65-1

Selbstheilung durch Homöopathie

Ein vorzüglicher Ratgeber für alle Lebensbereiche. Der Klassiker für die ganze Familie! Die übersichtliche Darstellung der einzelnen Krankheitsbilder und ihrer Symptome erleichtert die Wahl des richtigen homöopathischen Mittels auch für Laien. Mit übersichtlicher Anordnung und praktischen Erste-Hilfe-Maßnahmen.

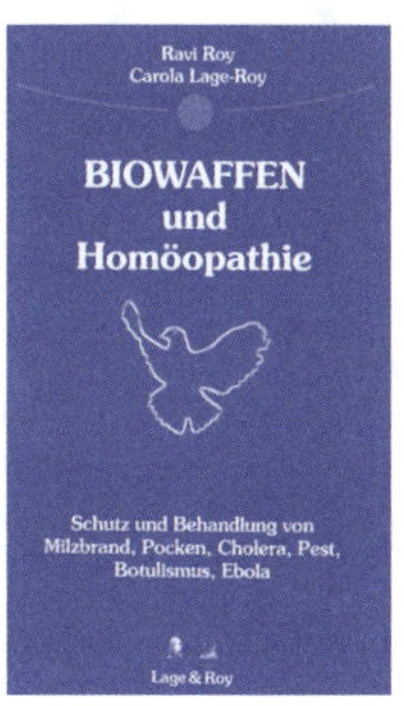

216 S., 1. Auflage 2001
ISBN 978-3-929108-21-7

Biowaffen und Homöopathie

Immer mehr zeigt sich in der Praxis, wie wichtig die Heilung der inneren Organe mit niedrigen Potenzen ist, besonders in der Krebstherapie. Anhand von Milzbrand, Ebola, Pocken, Nahrungsmittelvergiftung (Botulismus), Pest und Cholera werden die neuesten Erkenntnisse der homöopathischen Prophylaxeforschung vorgestellt.

Bücher aus dem Lage & Roy Verlag

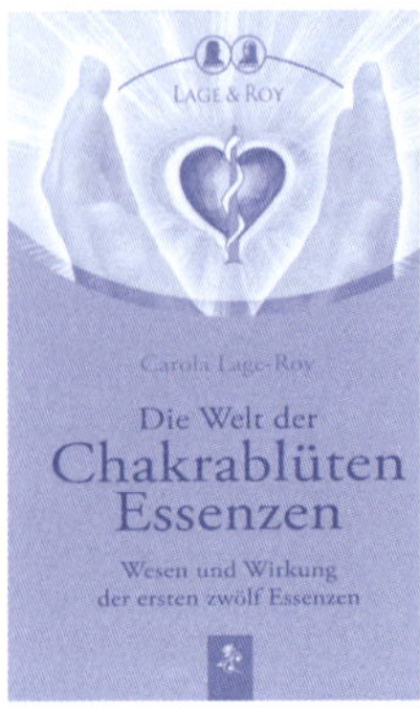

Carola Lage-Roy
Die Welt der Chakrablüten Essenzen

Das Grundlagenwerk mit ausführlicher Beschreibung der ersten zwölf Chakrablüten Essenzen. Zahlreiche Fallbeschreibungen dokumentieren die schnelle Wirkung. Mit Therapiehinweisen und Symptomenverzeichnis!

384 Seiten, gebunden, Lesebändchen, 2farbig,
4farbige Chakrakarte, Symptomenregister
4., überarbeitete Auflage 2020
ISBN 978-3-929108-30-9

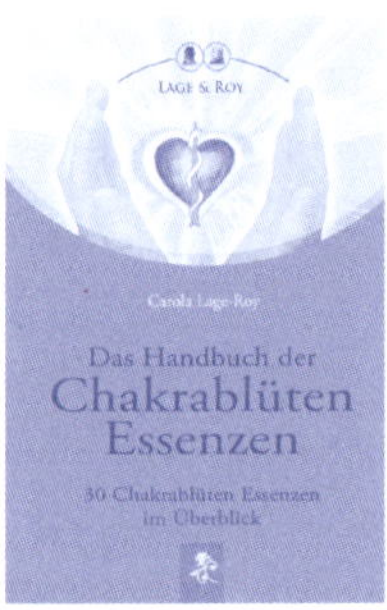

Carola Lage-Roy
Das Handbuch der Chakrablüten Essenzen

In diesem Handbuch werden die ersten 30 Essenzen zur schnellen Selbsthilfe kompakt dargestellt. Ein übersichtliches und umfangreiches Symtomregister erleichtert die Wahl der richtigen Essenz.

240 Seiten, gebunden, Lesebändchen, 2farbig,
Symptomenregister, Band I
6. Auflage 2017
ISBN 978-3-929108-33-0

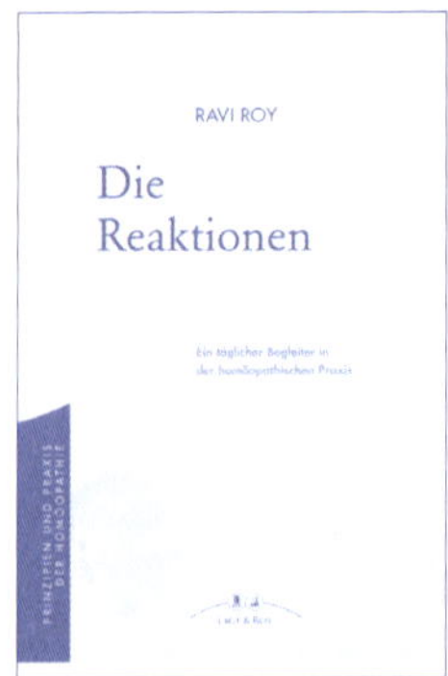

Ravi Roy
Prinzipien und Praxis der Homöopathie
Die Reaktionen und die LM-Potenzen

Ein täglicher Begleiter in der homöopathischen Praxis. In diesem Buch werden weitreichende Akzente bezüglich der homöopathischen Behandlung, der Beurteilung des Verlaufs und der dabei auftretenden Heilreaktionen gesetzt. Ein kompetenter und zuverlässiger Leitfaden, der in die Hand jedes Therapeuten und an der Homöopathie Interessierten gehört. Die LM- und C-Potenzen werden erstmalig anschaulich gegenübergestellt. Ein Schatz, der in der homöopathischen Literatur seines Gleichen sucht!

328 Seiten, 1. Auflage 2010
ISBN 978-3-921108-91-0

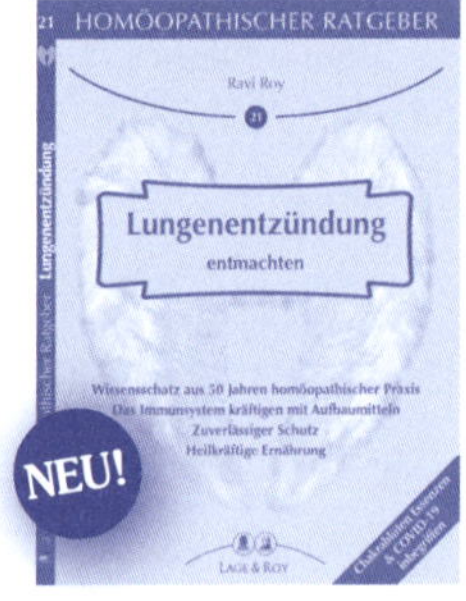

Ravi Roy
Lungenentzündung
entmachten

Für Therapeuten und Laien geeignet!

Die bildhafte Schilderung der Mittel ermöglicht das schnelle und sichere Auffinden des passenden Schutz-, Aufbau- oder Heilmittels. Die klare Aufteilung der Stadien und der dazugehörigen Mittel ermöglicht, den richtigen Zeitpunkt zu erkennen, wann ein Mittel in Frage kommt.

Weiteres aus dem Inhalt:

- Die homöopathische Sichtweise der viralen oder bakteriellen Lungenentzündung
- Seuchen und Viren homöopathisch betrachtet
- Schutz vor Lungenentzündung mit Aufbaumitteln und Nosoden
- Die erfolgreiche Fallaufnahme
- Ausführliche Behandlungsanleitung
- Verhinderung von Rückfällen
- Therapeutische Maßnahmen und heilsame Diät

1. Auflage Mai 2020, 96 Seiten, Softcover
ISBN 978-3-929108-68-2

Auf unserer Homepage **www.lage-roy.de** finden Sie weitere Informationen zu Homöopathie, Chakrablüten Essenzen, Seminaren, Vorträgen und einem gesunden Leben.